AF532587

Shanti C. Wetzel

Was Füße über Persönlichkeit und Gesundheit verraten

FEET-READING

Shanti C. Wetzel

Was Füße über Persönlichkeit und Gesundheit verraten

Ein ganzheitlicher Ratgeber für Körper, Geist und Seele

Haag+Herchen

Alle im Buch enthaltenen Fußfotos stammen – soweit nicht anders vermerkt – von der Autorin.

Dieses Buch ist erstmals im Jahr 2002 im BIO Ritter Verlag in Tutzing erschienen, war lange Zeit vergriffen und liegt hier nun in überarbeiteter und veränderter Form vor.

Bibliografische Information der Deutschen Nationalbibliothek
Die Deutsche Bibliothek verzeichnet diese Publikation in der Deutschen Nationalbibliografie; detaillierte bibliografische Angaben sind im Internet unter http://dnb.dnb.de abrufbar.

978-3-89846-905-0

Satz und Layout: mr
Umschlaggestaltung: Maria Reichenauer
Herstellung: dp
Printed in Germany

Verlagsnummer 3905

Inhaltsverzeichnis

In den Füßen steht's geschrieben

Für alle, die therapeutisch
mit den Füßen arbeiten
sowie für alle interessierten Laien,
die viel Nutzen aus diesem Buch
ziehen können.

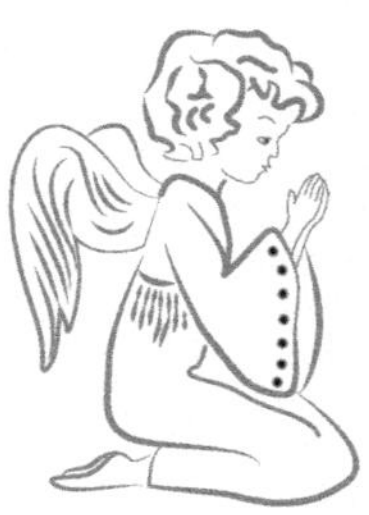

»Wohlstand bedeutet nicht nur Geld,
sondern dass du in allen Bereichen wohl stehst.«
Shanti C. Wetzel

Vorwort

Das vorliegende sehr erfolgreiche Lehrbuch erschien erstmals im Jahr 2002. Es liegt hier nun in überarbeiteter und ergänzter Fassung vor, nachdem es lange Zeit vergriffen war. Als Autorin bin ich sehr glücklich darüber und danke dem Verlag Haag + Herchen dafür, dass er diese Neuausgabe möglich gemacht hat – obwohl alle Texte neu erfasst und alle Fotos gescannt und zeitintensiv bearbeitet werden mussten, da keine Daten der 1. Auflage existierten, die in einem anderen Verlag erschienen war.

Nach über 30jähriger Tätigkeit empfinde ich es nach wie vor als wunderbar und bereichernd, als Therapeutin mit den Füßen zu arbeiten. Diese Faszination vertiefte sich im Laufe der Jahre und wurde durch zunehmende Erfahrung und damit zusammenhängende Erfolgserlebnisse immer stärker. Aber wie kam ich eigentlich zu diesem Lebensthema?

Bereits während meines Medizinstudiums hörte ich von einem Kollegen, dass sich der ganze Körper in den Füßen widerspiegelt. Das interessierte mich sehr, denn es ermöglicht uns, von den Füßen her zu einer ganzheitlichen Sicht zu gelangen. Man betrachtet den Menschen also in seiner Gesamtheit. Dieser Gedanke fesselte mich, denn er stand im Gegensatz zu allem, was ich in den Vorlesungen hörte. Die Schulmedizin hat einen anderen Weg beschritten – weg von der ganzheitlichen Sicht des Menschen hin zum Detail und zum Spezialistentum.

1984 besuchte ich die ersten Kurse über Fußreflexzonenmassage. Das dort erworbene Wissen fasziniert mich bis heute und ich habe es mit Hilfe meiner täglichen Arbeit immer mehr verfeinern können (vgl. auch www.feet-reading.ch/Shanti C. Wetzel/Lebenslauf).

Seit 1991 führe ich eine eigene Praxis (mit einem Raum für Seminare), leite Kurse und Ausbildungen zum Thema Feet-Reading und Fußreflexzonenmassage. Im Laufe meiner langjährigen praktischen Tätigkeit hatte ich die Gelegenheit, tausende von Füßen zu betrachten. Bald fotografierte ich die Füße jedes einzelnen Patienten mit einer Spezialkamera, studierte und analysierte die entstandenen Fotos und hinterfragte die Bedeutung der verschiedenen Merkmale. Ich verglich die Füße miteinander und erkannte dadurch immer mehr Zusammenhänge. So entstand nach und nach das Feet-Reading (Lesen aus den Füßen, Fußlesen) – die

Diagnostik aus den Füßen. Allein bis zum Jahr 2000 waren mehr als 2.000 Fußfotos zusammengekommen.

Meine Schüler waren vom Feet-Reading fasziniert und wollten mehr über meine Arbeit erfahren. Das hat mich inspiriert, dieses Fachbuch zu schreiben, in dem ich mein Wissen und meine Erfahrungen weitergebe. Die einzelnen Kapitel sind klar untergliedert, zahlreich enthaltene Fotos und Fallbeispiele sind für Therapeuten wie auch für Laien sicher von Nutzen. Möge es auch dir behilflich sein!

Natürlich habe ich mich in den zurückliegenden Jahren auch selbst als Person verändert und einige Entwicklungen durchgemacht. Sehr wichtig ist mir zum Beispiel Spiritualität. Dem Thema Meditation bin ich schon seit Osho/Bhagwan tief verbunden. Inzwischen begleiten auch Engel meinen beruflichen und privaten Lebensweg.

Aufgrund meiner langjährigen Erfahrung ist es mir möglich, anhand der Füße die Persönlichkeit eines Menschen zu erkennen. Ein Beispiel: Bei der Suche nach einer Reinigungskraft für meine Praxis empfahl mir eine Kollegin eine Frau aus der Nachbarschaft. Der Zufall wollte es, dass diese Frau ihre Schuhe auszog, bevor sie meine Räume betrat – sie kam aus Afghanistan, das ist dort Sitte. Da sie barfuß lief, konnte ich ihre sehr harmonisch geformten und problemfreien Füße betrachten, in denen ich eine besondere Durchsetzungskraft erkennen konnte, einen starken Willen und eine ausgeprägte Selbstständigkeit – Eigenschaften, die ich bei der jungen Frau später dann auch tatsächlich erlebte.

Die Arbeit mit den Füßen betrachte ich als meine Lebens- (und Seelen-)aufgabe. Es liegt mir sehr am Herzen, das Wissen um die Bedeutung der Füße und das Feet-Reading zu verbreiten und in die Welt hinauszutragen. Sobald ich als Therapeutin in meiner Praxis die Füße eines anderen Menschen in den Händen halte, verspüre ich eine sehr starke Kraft.

Deine Füße tragen dich jeden Tag durch das Leben – behandle sie achtsam und dankbar.

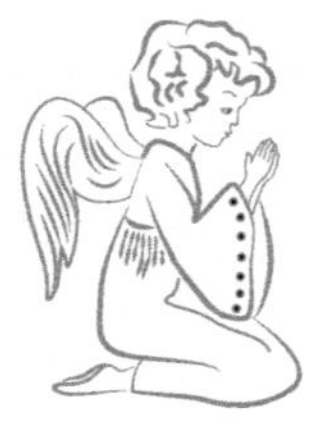

Viel Freude beim Entdecken der Fußsprache und deren Anwendung wünscht dir

Shanti C. Wetzel

1. Kapitel
Bedeutung der Füße

Die Bedeutung der Füße in den verschiedenen Kulturen

Wer mit beiden Füßen fest auf dem Boden steht, bekommt viel Energie

Die Füße als Träger der Reflexzonen

Wie wir frühzeitig Krankheiten erkennen können

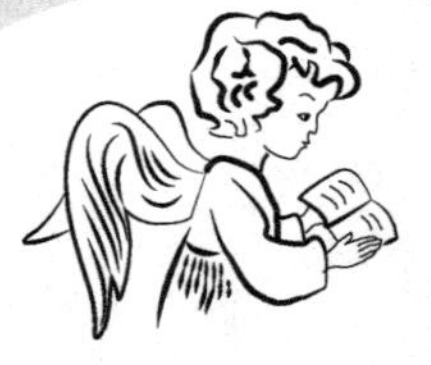

»Der Mensch,
das sonderbare Wesen:
Mit den Füßen im Schlamm,
mit dem Kopf in den Sternen.«

Else Lasker-Schüler
deutsche Dichterin
(1869 – 1945)

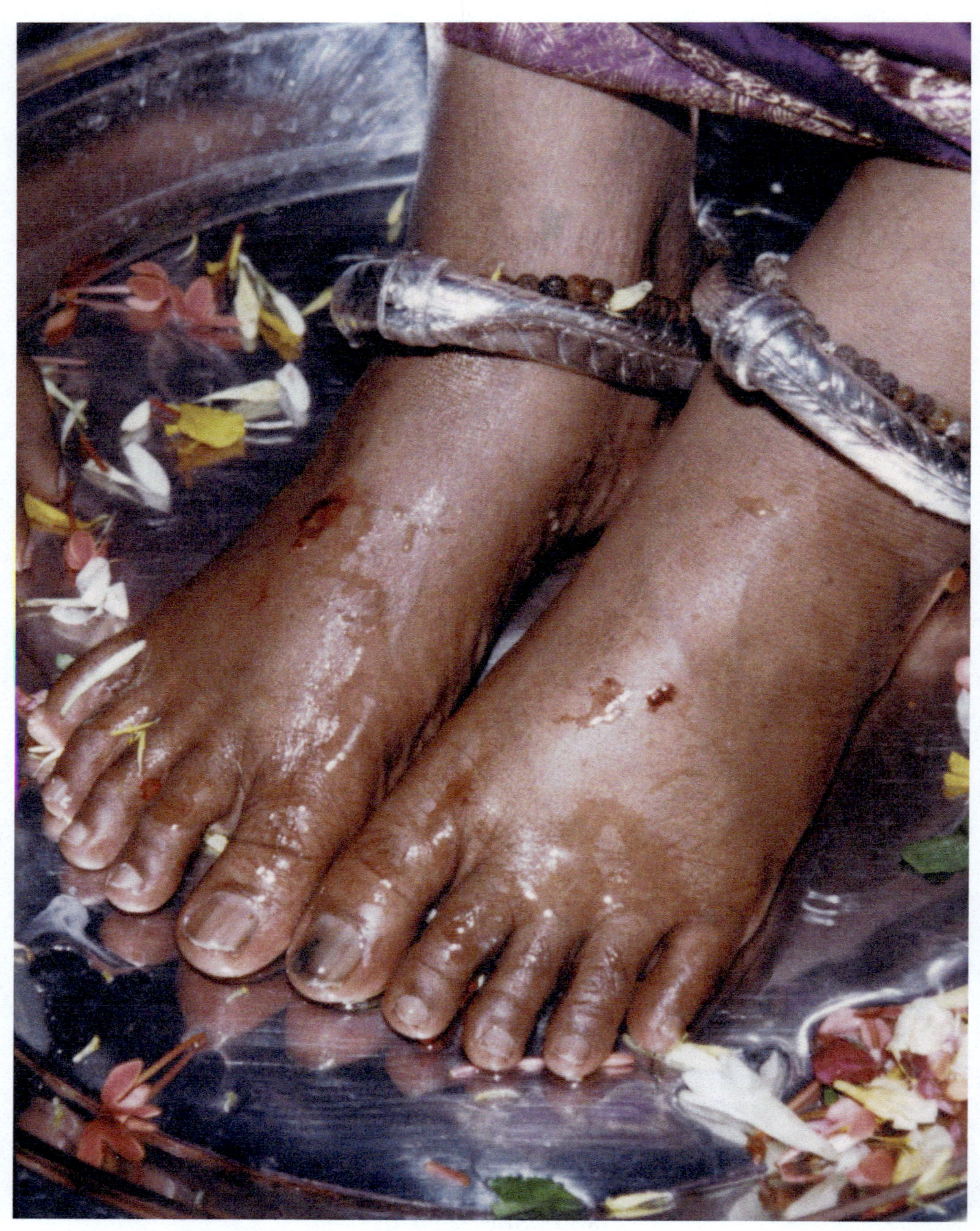

Die Füße der indischen Meisterin Mata Amritanandamayi (Amma): sehr schön harmonisch geformt mit gestreckten Zehen. Sogar die Sakralzehe (4. Zehe) ist gestreckt. Das sieht man selten.

Die Bedeutung der Füße in den verschiedenen Kulturen

Obwohl die Füße ein vergleichsweise kleiner Körperteil und am weitesten vom Kopf entfernt sind, kommt ihnen eine sehr wichtige Bedeutung zu. Oft werden sie vernachlässigt, in Schuhen versteckt und eingepresst. Füße sind viel bedeutsamer, als viele Menschen glauben, denn sie haben

- eine kulturelle Bedeutung
- eine physische Bedeutung für den Körper und
- eine energetische Bedeutung.

Der Stellenwert der Füße in den verschiedenen Kulturen zeigt uns, dass die Füße nicht nur ein Fortbewegungsmittel sind, sondern auch symbolischen Charakter haben. So ist das Berühren der Füße eines Lehrers oder spirituellen Meisters in Indien der Ausdruck besonderer Wertschätzung und Verehrung. Die Verehrungszeremonie der Füße eines Meisters, bei der die Füße gereinigt, eingeölt und dekoriert werden, wird *Pada-Puja* genannt.

Ein weiteres Beispiel ist die Fußwaschung als rituelle Handlung. Diese wird schon in der Bibel beschrieben, wenn Jesus seinen Jüngern beim Abendmahl die Füße wäscht. Und die Sünderin Maria Magdalena trocknet an anderer Stelle Jesus die Füße nach deren Reinigung mit ihren langen Haaren ab und salbt sie anschließend ein.

Wer mit beiden Füßen fest auf dem Boden steht, bekommt viel Energie

Für mich ist heute klar ersichtlich, dass die Körperhaltung bei den Füßen beginnt. Darauf werde ich später noch näher eingehen. Es ist von großer Bedeutung, wie eine Person ihre Füße belastet bzw. auf ihnen steht. Die Verteilung des Körpergewichts beginnt immer bei den Füßen.

Werden die Füße einseitig belastet, so wirkt sich dieses Ungleichgewicht über die Knöchel, die Knie und die Hüfte entlang der Wirbelsäule bis zum Kopf aus.

Meiner Erfahrung nach beginnen Rückenprobleme meistens bei den Füßen. Interessant ist zu beobachten, wie ein Mensch auf seinen Füßen steht und wie er geht. Wenn jemand beispielsweise einen Hallux valgus hat, kann er seinen Fuß nicht optimal abrollen. Bei Schmerzen sollten wir deshalb immer auf die Fußstellung achten.

Wichtig ist auch zu wissen, dass die Meridiane – die Energiebahnen in unserem Körper – unter anderem an den Füßen enden bzw. dort beginnen. Die Yin-Bahnen beginnen bei den Zehen und ziehen an der Bein-Innenseite hinauf (siehe Kapitel zu Traditionelle Chinesische Medizin, S. 41). Hierbei handelt es sich vor allem um die Meridiane für Niere, Leber und Milz. Auch die Yang-Bahnen, die an der Bein-Außenseite verlaufen, enden an den Füßen. Dies ist der Magen-, Gallenblasen- und Blasen-Meridian. Es ist wichtig, dass diese Energien harmonisch fließen.

Vor jeder Fußreflexzonenmassage werden daher Blockaden mit Hilfe von Entspannungsübungen und Handauflegen an den Füßen gelöst und Energien ausgeglichen.

Mit unseren Füßen stellen wir Bodenkontakt her. Dadurch können Energien an die Erde abgegeben bzw. aufgenommen werden. Es ist wichtig, dass die ›verbrauchten‹ Energien (Yang-Energien) vom Körper durch die Füße abgegeben werden. Wenn ein Mensch guten Bodenkontakt hat, kann er auch viel Energie vom Boden, der Mutter Erde (Yin-Energie), aufnehmen. Er bekommt damit viel Kraft, ist gut geerdet und verwurzelt. Er steht sozusagen mit beiden Beinen fest im Leben.

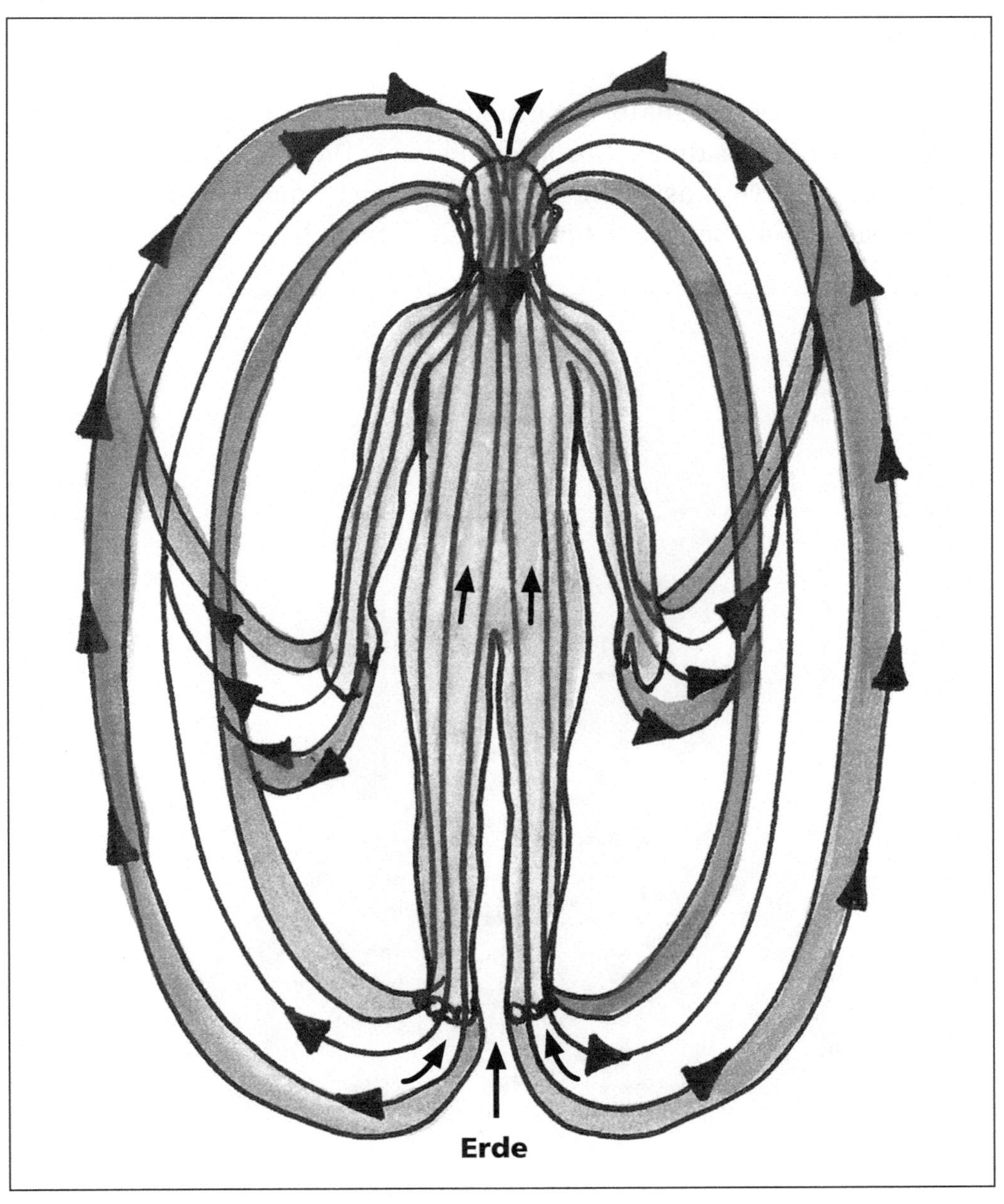

Durch unseren Körper ziehen sich viele Energiebahnen, die sogenannten Meridiane

(Zeichnung nach dem Buch von Desmond Morris, Körpersignale. Vom Dekolleté zum Zeh. Heyne Verlag, München 1996)

Die Füße als Träger der Reflexzonen

Die Füße sind auch deshalb von großer Bedeutung, da sich in ihnen die Reflexzonen des gesamten Körpers befinden. Die Reflexzonen spiegeln alle Organe und Organsysteme. Wie im Makrokosmos (= Körper), so im Mikrokosmos (= Füße). Siehe hierzu auch Kapitel 3.

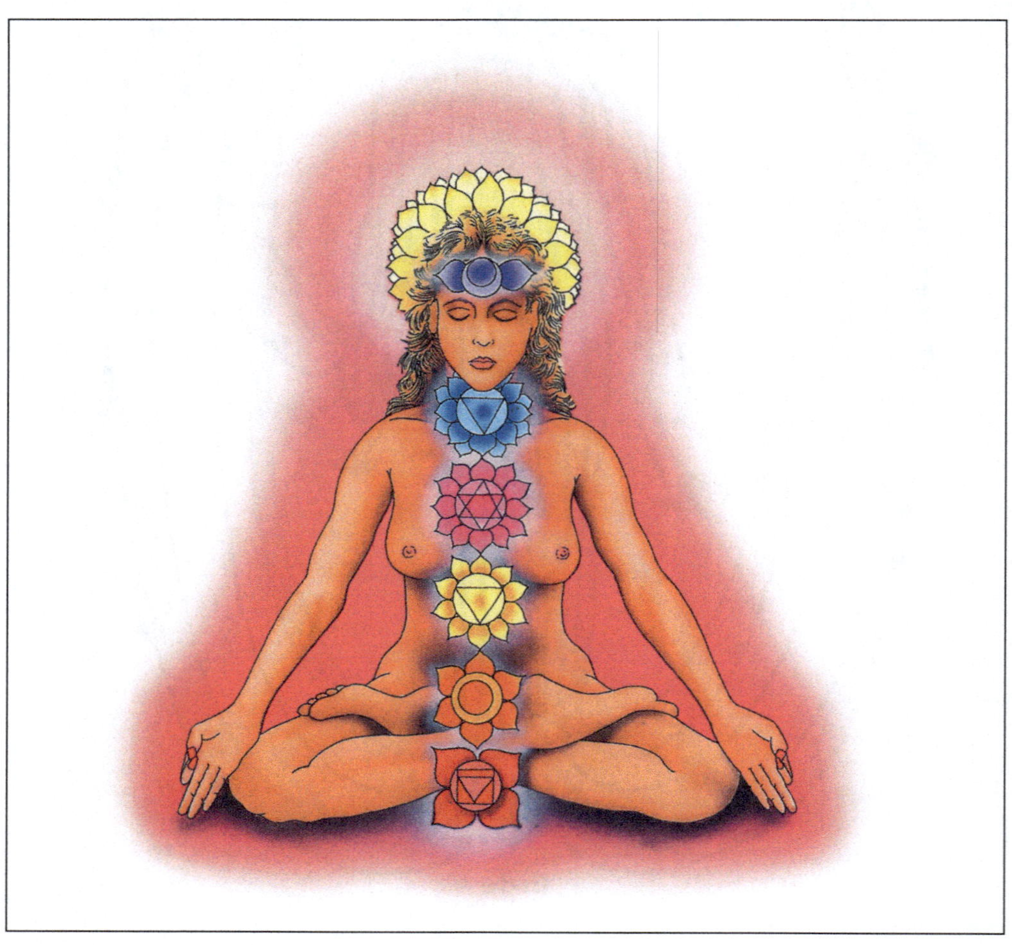

Die sieben Haupt-Chakren werden oft als Lotusblüten dargestellt. Bei einem intakten Wurzel-Chakra (unterste Blüte) fließen die Energien bis zu den Füßen – auch wenn man aufrecht steht!

(Abbildung aus dem Buch von Marianne Uhl, Die Chakra-Orgel. Windpferd Verlag, Aitrang 2001)

Die Energien vom Wurzel-Chakra fließen bis zu den Füßen. Wenn wir mit den Füßen ›arbeiten‹, stärken wir dadurch das Wurzel-Chakra. Bei vielen Menschen ist das Wurzel-Chakra blockiert und die Energien fließen nicht frei bis zu den Füßen. Die betreffende Person ist dann wenig geerdet und neigt dadurch schneller zu Ängsten.

Wenn die Füße warm und gut durchblutet sind und die Energien frei fließen, fühlt sich der Mensch sicher. Er kann daher besser loslassen, fühlt sich geborgen und hat Vertrauen. Er ruht in sich und hat eine große Stabilität. Zugleich erhält er mehr Lebensenergie. Dies ist in unserer heutigen Zeit besonders wichtig,

Ein Beispiel:
An einem Sommerabend saßen wir nach dem Essen draußen zusammen. Ich war noch barfuß. Langsam wehte ein kühler Wind und meine Füße wurden immer kälter, bis ich schließlich am ganzen Körper fröstelte. Ich spürte, dass ich mich nicht mehr wohl fühlte, mich immer mehr verschloss und mich wenig öffnen konnte. Später, nachdem ich meine Füße mit heißem Wasser gewaschen und mich warm angezogen hatte, fühlte ich mich wie neu geboren. Meine Energien begannen wieder zu fließen.

Wie wir frühzeitig Krankheiten erkennen können

Dieses Buch möchte dich in die Geheimnisse der Fußsprache einführen. Du lernst, die Füße genauer zu beobachten und wirst sie fortan auf eine andere Weise betrachten als bisher. Wenn du bereits mit Fußreflexzonenmassage vertraut bist oder auf eine andere Art mit den Füßen arbeitest, hast du bereits einen engen Bezug zu den Füßen. Dadurch wirst du sicher festgestellt haben, wie unterschiedlich die Füße der Menschen sind.

Doch auch für alle anderen ist es interessant, ein Auge für die vielen Ausprägungen zu bekommen. Trainiere also deine Wahrnehmungsfähigkeit: Je genauer du die Füße betrachtest, um so mehr Erkenntnisse gewinnst du über den jeweiligen Menschen.

Das Wissen des Feet-Reading ist nützlich, um eine Person besser verstehen und einschätzen zu können. Doch wir sollten auch wissen: Jede Auffälligkeit am Fuß hat ihre Vor- und Nachteile. Jeder Mensch ist einzigartig und trägt das Göttliche, Universelle und Kosmische in sich. Diese Einstellung möchte ich dir gerne mit auf den Weg geben.

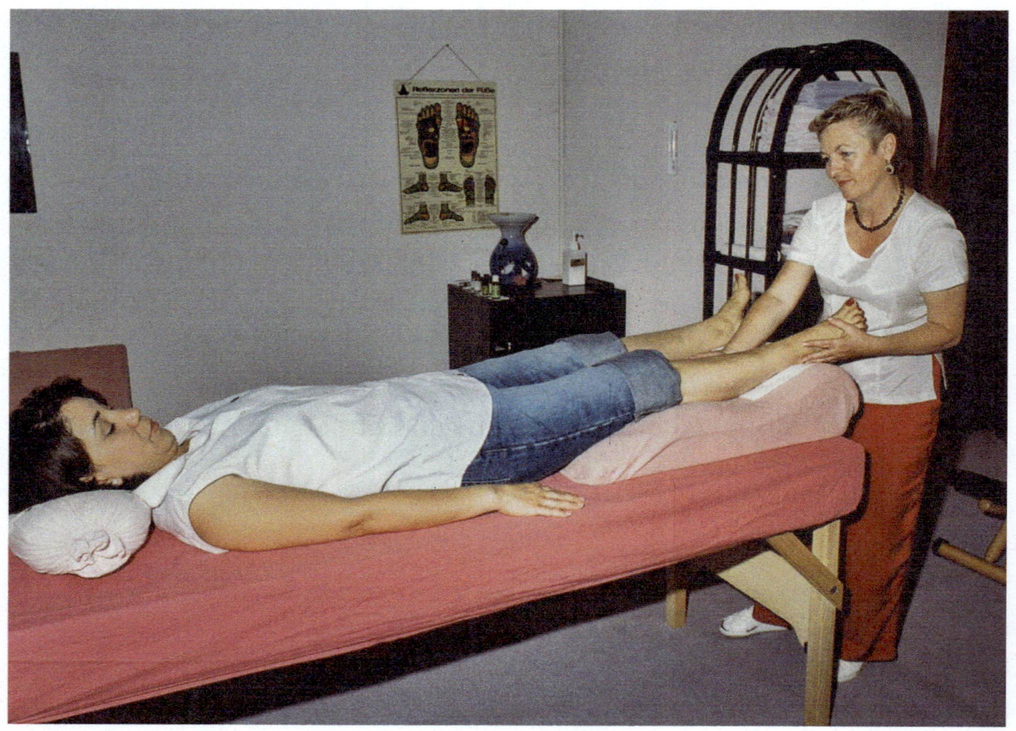

Shanti C. Wetzel bei der Fußreflexzonenmassage einer Patientin

Wenn ich eine Person zum ersten Mal sehe, zum Beispiel vor einer Massage, stelle ich mir oft ihre Füße vor. Vor meinem geistigen Auge lasse ich ein Abbild in Fußform entstehen und staune immer wieder, wie genau und vollkommen die Füße den äußeren und den inneren momentanen Zustand eines Menschen widerspiegeln:

- In den Füßen spiegelt sich der ganze Körper. Erkennbar einerseits durch die Reflexzonen, andererseits durch die Beschaffenheit der Haut, des Gewebes, der Knochen, der Form und der Struktur der Füße. So ist es möglich, den Gesundheitszustand einer Person zu analysieren, etwa zur Stärke seines Abwehrsystems. Wichtig ist vor allem, eine Krankheit früh zu erkennen. Mit Hilfe des Feet-Reading ist es möglich, Unterfunktionen (= hypotone Zonen) oder schlecht durchblutete Bereiche festzustellen. Um beispielsweise früh genug eine Hüftgelenksarthrose zu diagnostizieren, betrachte vor allem die Knöchel-Innenseite! Anhand des Fußtonus lässt sich der Vitalitätszustand eines Menschen sehen. Man kann auch herausfinden, wie viel Kraft und Energie in einer bestimmten Zone fließt.

- Jede einzelne Auffälligkeit an einem Fuß hat ihre spezielle Bedeutung.

- Neben der körperlichen Ebene ist es möglich, anhand der Füße die seelische und geistige Ebene eines Menschen zu betrachten. Zuerst erkennen wir Harmonien und Disharmonien. Wir sehen Blockaden. Wo blockiert die Person ihre Energie und wo lässt sie diese frei fließen? Du erfährst mehr über das Potential des jeweiligen Menschen. Des weiteren zeigen sich Charakterstrukturen, Verhaltensweisen, Stärken und Schwächen.

- Interessant ist es auch, den linken mit dem rechten Fuß zu vergleichen. Hierbei kann man sehen, welche Veränderungen die Person im Laufe der Zeit erlebt hat. Du kannst erkennen, wie alt (chronisch) oder akut gewisse Muster sind. Wenn ein Mensch zum Beispiel momentan ein Hühnerauge an einer Zehe hat, so weist dies auf einen Konflikt in der Gegenwart hin. Hatte die Person das Hühnerauge vor Jahren, liegt der Konflikt entsprechend lange zurück.

- Fortgeschrittene können noch auf folgende Punkte achten:

  – Wie steht die Person momentan im Leben? Geknickt nach innen oder gerade und stark?

– Geht die Person ihren Weg?
  (Stichwort: Rücksicht nehmen, Anpassung)

– Wie geht die Person momentan durchs Leben?
  Mit Leichtigkeit, verkrampft, unter Druck, träumend, mit Bodenhaftung, willensstark, starr oder unflexibel?

– Wie ist der Bezug zur Realität, zum Boden?

– An den Füßen kannst du sogar erkennen, ob ein Mensch Raucher oder Nichtraucher ist.

Zusammenfassung:

Das Wissen des Feet-Reading lässt sich auf folgende Weise anwenden:

- Zur besseren Menschenkenntnis.
  Alle drei Bereiche (Körper, Geist und Seele) sind an den Füßen sichtbar. Du bekommst ein ganzheitliches Bild einer Person.

  Körperliche Ebene: Wie geht es der Person?
  – Gesundheit
  – Vitalität

  Seelische Ebene: Wie fühlt die Person?
  – Sensibilität
  – Offenheit

  Geistige Ebene: Wie denkt die Person?
  – Verhalten
  – Ängste / Blockaden
  – Druck von außen
  – Selbstverwirklichung

- Um in der Familie einzelne Personen miteinander zu vergleichen
- Zur Beratung
- Um bei Problemen Lösungswege aufzuzeigen
- Um bestimmte Fragen zu beantworten z. B. vor Entscheidungen
- Um Blockaden und Konflikte zu erkennen und zu verstehen
- Um die Potentiale einer Person zu erkennen.
- Die Füße können nicht lügen! Sie zeigen immer den momentanen Ist-Zustand und damit die Wahrheit. So ist es auch möglich zu überprüfen, ob ein Mensch uns die Wahrheit über sein Befinden sagt oder nicht. Die Füße offenbaren (fast) alles!

2. Kapitel

Wunderwerkzeug Füße

Wie die Zehen wieder beweglich werden

Kleine Anatomie des Fußes:

Knochen, Muskeln, Nerven, Gefäße

»Denken Sie an das Wunder, das wir Gehen nennen. Wie wunderbar ist es doch, aufstehen und an einen anderen Ort gehen zu können. Danken Sie Ihren Füßen dafür … .«

Louise L. Hay
US-Therapeutin und Autorin
(1926 – 2017)

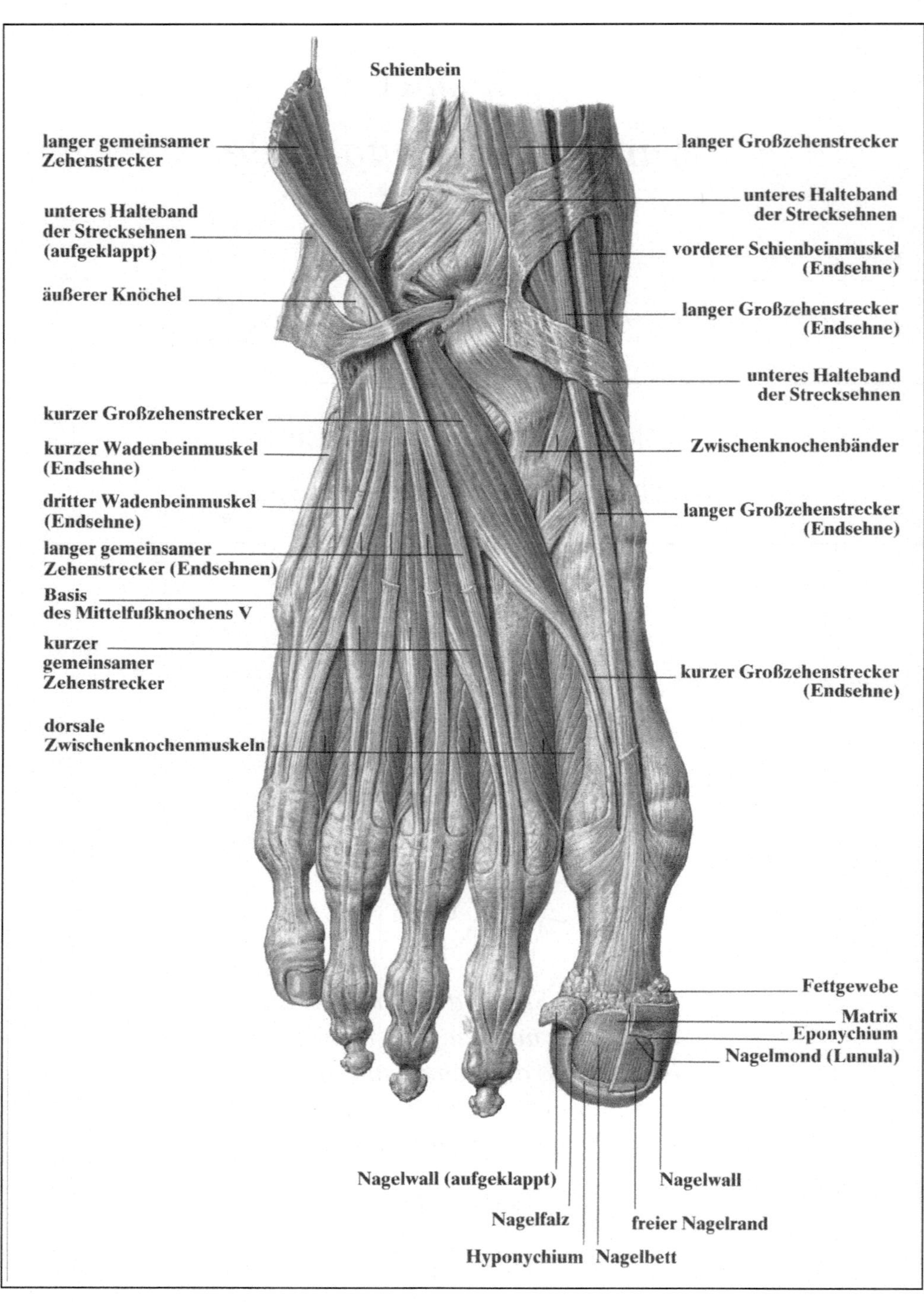

Sehnen und Muskeln am Fußrücken

Wie die Zehen wieder beweglich werden

Der Fuß ist ein fantastisches Bauwerk. Täglich tragen uns die Füße durch das Leben – mit unserem ganzen Körpergewicht.

Wir können rennen, laufen, marschieren, schnell oder langsam gehen. Der Boden kann hart oder weich, flach oder uneben sein – die Füße mit ihren vielen Rezeptoren (Nervenendigungen) passen sich an. Wir können Treppen oder Berge hinauf und hinunter gehen – die Füße tragen uns im Gleichgewicht. Wir können springen – die Füße federn mit und fangen unser Gewicht wieder auf. Kleine Babys kriechen und dabei helfen ihnen die Zehen.

Wir können tanzen, auf den Ballen balancieren oder auf den Fersen stehen und trotzdem immer unser Gleichgewicht halten. Wir können aufstehen und uns von einem Ort zu einem anderen bewegen. Für die meisten Menschen ist das selbstverständlich. Wir schenken den Füßen viel zu wenig Beachtung und sind ihnen viel zu wenig dankbar.

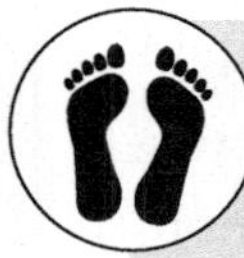

Tipp:
Mit nackten Füßen kannst du den Boden, die Erde spüren und erleben. Wie angenehm ist es, barfuß durch eine taufrische Wiese zu gehen, den weichen Boden im Wald zu spüren, in eine Wasserpfütze zu springen oder am Meer den Sandstrand entlang zu laufen! Das ist wie spielen – das ›innere Kind‹ in dir freut sich…

Dank der vielen Rezeptoren an den Füßen spürst du die angenehme Wärme, die beispielsweise von einer sonnengewärmten Steinplatte oder von einem warmen Fußbad ausgeht – und umgekehrt auch die Kälte, die meist als unangenehm empfunden wird.

Unsere Zehen sind sehr beweglich. Du kannst mit ihnen nach etwas greifen, sie lassen sich spreizen und strecken. Sie helfen uns im Gleichgewicht zu bleiben und uns festzuhalten. Menschen mit ›Krallenzehen‹ wollen sich besonders stark festhalten und suchen Sicherheit.

Die Zehen helfen beim Abrollen des Fußes in der letzten Phase bei jedem Schritt. Doch bei den meisten Menschen sind die Zehen unbeweglich geworden, denn sie sind täglich in Schuhe eingepresst. Die meisten wissen kaum noch, warum sie überhaupt Zehen haben!

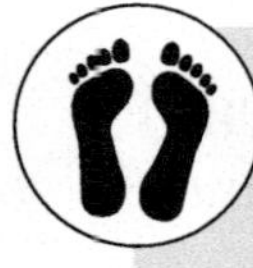

Tipp:

Spiele mehr mit deinen Zehen und bewege sie so oft wie möglich (siehe hierzu auch die Fußübungen ab S. 165). Versuche, einen Gegenstand mit den Füßen bzw. mit den Zehen aufzulesen, einen Schalter am Boden mit den Füßen zu betätigen o. ä.

In meinen Kursen gebe ich den Teilnehmern ein großes Blatt Papier und Buntstifte, damit sie mit den Füßen zeichnen, malen oder schreiben. Alle haben jedesmal viel Spaß dabei. Versuche es auch einmal! Probiere es mit dem linken und mit dem rechten Fuß. Das fördert die Beweglichkeit. Natürlich braucht es Übung. Denke an die Fußmaler und daran, wie bewundernswert sie ihre Füße gebrauchen. Dabei kannst du erkennen, welch ein wundervolles Werkzeug unsere Füße sind.

Die Hauptfunktion unserer Füße ist, dass wir stehen und gehen können – im Gegensatz zu den Händen. Deshalb können wir mit Feet-Reading erkennen, wie jemand im Leben steht bzw. durch das Leben geht. An den Händen gibt es wiederum andere Merkmale – sie spiegeln das ›Anpacken‹ und die Handlungsfähigkeit eines Menschen wider.

Kleine Anatomie des Fußes

Die Knochen

Der Fuß besteht aus 26 Knochen, die mit 33 Gelenken verbunden sind. Dazu kommen 20 Muskeln und etwa 200 Sehnen. Die Gelenke sorgen mit ihren vielen Bändern für eine gute Federung.

Die Großzehe – wie auch an der Hand der Daumen – ist die einzige Zehe, die aus nur zwei Gliedern besteht. Alle anderen Zehen haben drei Glieder.

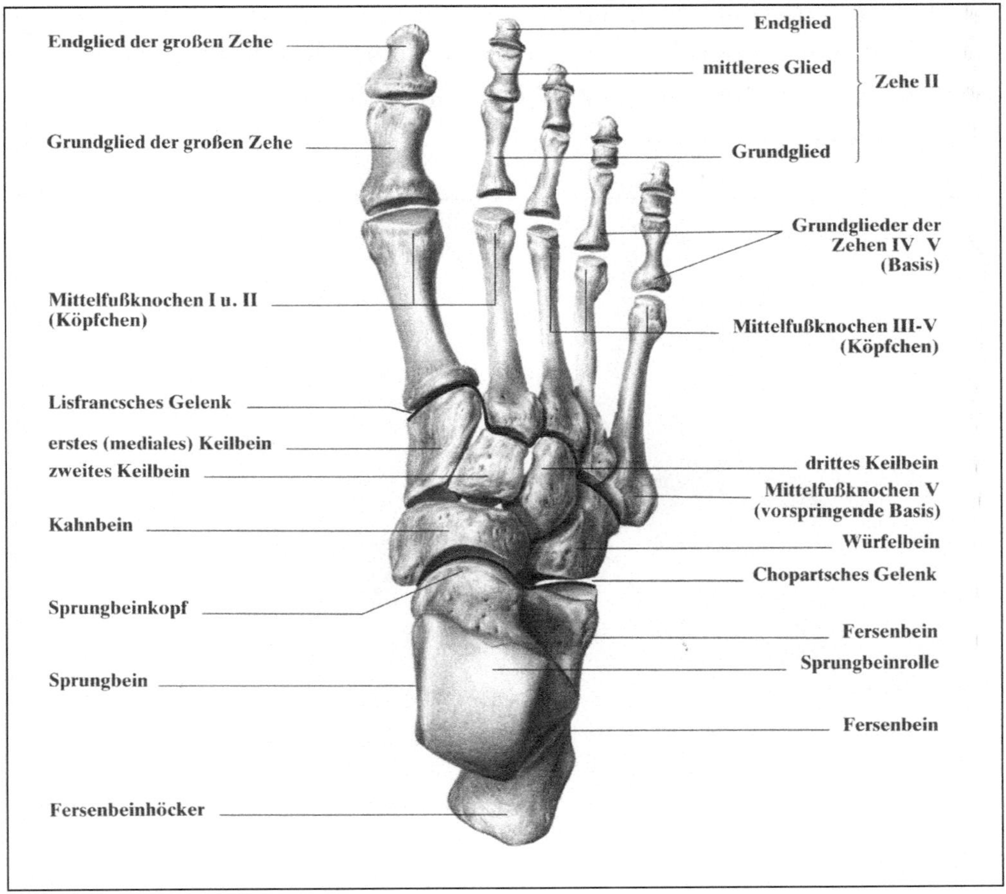

Skelett des rechten Fußes (von oben)

Jede Zehe ist mit einem flach liegenden Mittelfußknochen verbunden. Die Keilbeine sind so geformt, dass sie eine Wölbung bilden. Zusammen mit dem Kahnbein (*os naviculare*) bilden sie das Längsgewölbe. Der Fuß besitzt zugleich eine Spiraldynamik in sich, so dass wir ihn auch drehen können. Dabei bleiben die Großzehe und das Fersenbein am Boden. Versuche einmal, den Fuß von der Außenseite langsam nach innen zu drehen.

Der Fuß ist so gebaut, dass er ein Längsgewölbe und ein Quergewölbe bildet. Bei einem gesunden Fuß sollten diese aufgerichtet, wohlgeformt und gestärkt sein. Betrachte ein Fußskelett von unten, um das stark gewölbte Quergewölbe erkennen zu können. Leider sieht man das heute nur selten. Viele Menschen – vor allem Frauen – haben Spreizfüße, was meist durch Schuhe mit hohen Absätzen gefördert wird (siehe hierzu S. 150 über den Spreizfuß).

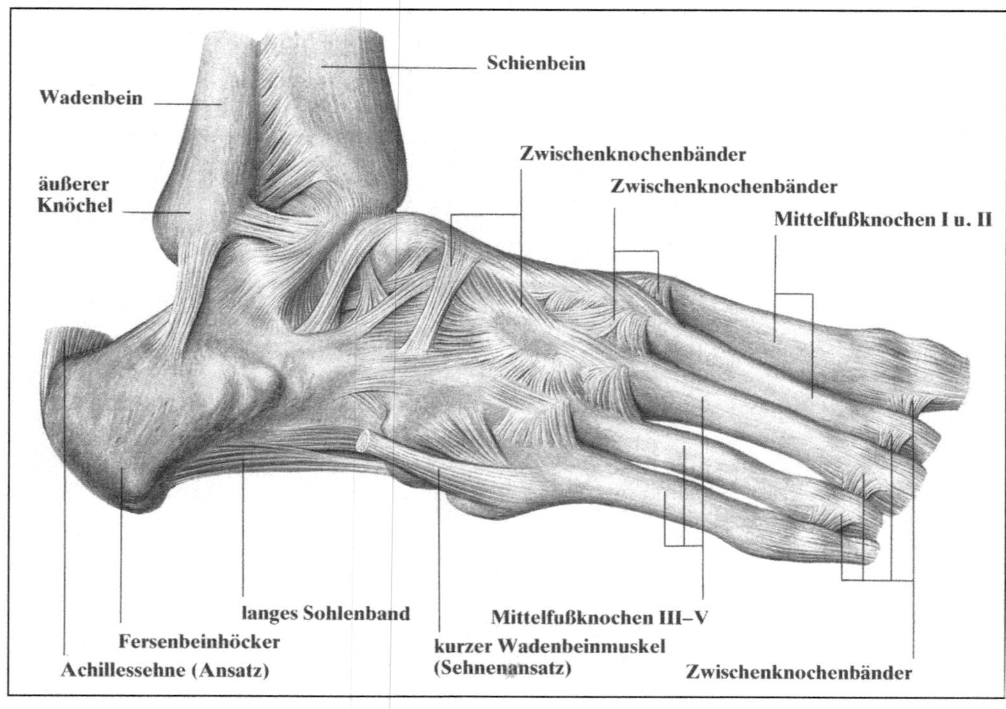

Skelett des rechten Fußes (von außen)

Bänder, Sehnen, Sehnenscheiden und Muskeln

Die Bänder stärken die Gelenke. Die Sehnen sind die Verlängerung der Muskeln, die an den Knochen bzw. den Gelenken enden.

Die Sehnenscheiden halten die Sehnen zusammen, schützen und stärken diese. Dadurch erhält der Fuß seine großartige Leistungsfähigkeit.

Die Muskeln, die den Fuß bewegen, beginnen in der Wade (Ursprungsstelle) und nicht am Fuß. Sie enden mit den langen Zehenstreckern am Zehenendglied. Das erklärt, weshalb bei Beinleiden, Stauungen und Krämpfen in den Beinen die Ursache nicht in den Beinen zu suchen ist, sondern in den Füßen.

Bewegungsbehinderungen der Zehen haben ebenfalls eine Wirkung auf die Durchblutung der Beine, sie blockieren diese unmittelbar. Alles beginnt bei den Füßen und steigt langsam im Körper nach oben.

An der Fußsohle verlaufen die Zehenbeuger. Es gibt lange und kurze Zehenbeuger (*M. flexor digitorum longus bzw. brevis*). Mit deren Hilfe können wir den Fuß anziehen (Plantarflexion).

Die Nerven

In den Füßen verlaufen sehr viele Nervenbahnen bis in die Zehenspitzen. Diese versorgen einerseits die Muskeln (motorische Bahnen) und dienen andererseits dem Spüren (sensorische Bahnen mit vielen Rezeptoren). Sie registrieren Kälte, Wärme, Schmerz oder Druck, ebenso wie spitz oder stumpf.

Wenn jemand deine Zehen bewegt, kannst du unterscheiden zwischen kreisenden Bewegungen oder einem Auf und Ab. Über die Haut kannst du Berührungen wahrnehmen und den Boden bzw. die Erde spüren.

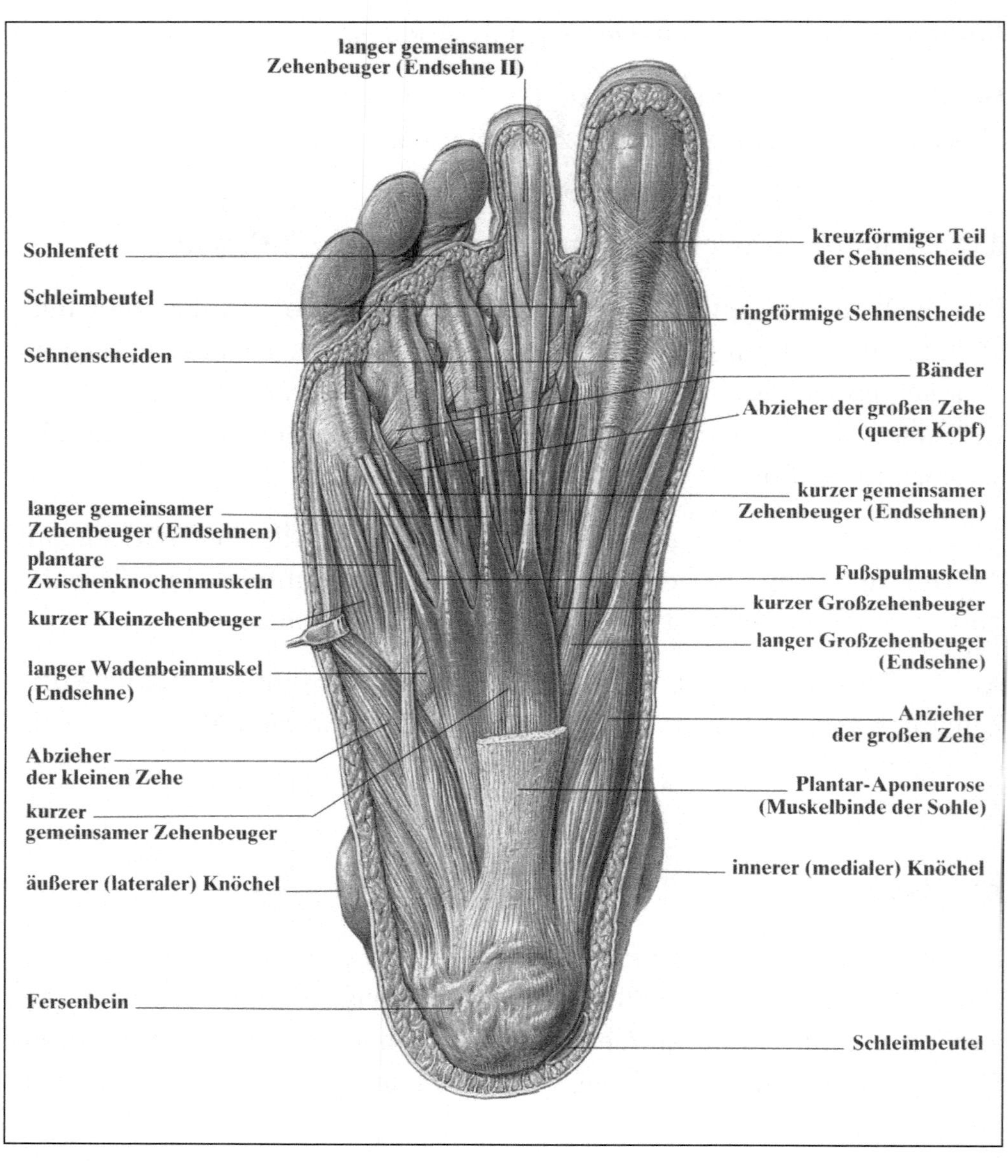

Die Muskulatur der Fußsohle (obere Schicht)

Die Gefäße

Man unterscheidet zwischen dem arteriellen und dem venösen System. An der Bein-Innenseite verlaufen vor allem die Hauptgefäße (*A.tibialis posterior*) und versorgen den ganzen Fuß mit Sauerstoff. Sie verzweigen sich immer mehr, bis in die feinen Kapillaren, die auch die Zehenspitzen mit Nahrung versorgen. Die Durchblutung ist sehr wichtig. Sie versorgt das Gewebe unter anderem mit Sauerstoff. Gut durchblutete Füße haben eine rosa Färbung und fühlen sich warm an.

Beim Feet-Reading kannst du anhand der Durchblutung an der Knöchel-Innenseite erkennen, ob jemand Raucher oder Nichtraucher ist.

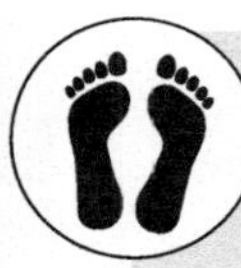

Tipp:
Um eine gesunde Durchblutung zu fördern, ist es wichtig, dass du möglichst oft deine Zehen und Füße bewegst. Mit der Bewegung der Muskeln aktivierst du das venöse System. Die Behinderung der Beweglichkeit der Zehen – sei es durch spitz zulaufende enge Schuhe oder enge Strümpfe – hat auf Dauer unweigerlich eine krank machende Wirkung auf die Beine.

Leider sehe ich in meiner Praxis viele zusammengepresste, unterdrückte und gestresste Zehen. Es ist aber immer wieder schön zu erleben, dass sich mit regelmäßigen Fußübungen und Therapieanwendungen die Füße tatsächlich zum Positiven hin verändern können.

Die anatomischen Abbildungen in diesem Kapitel stammen aus dem Buch von Hellmut Ruck: Das Buch der Fußpflege, Schömberg, 10. Auflage 2000

3. Kapitel

Grundlagen des Feet-Reading

Die Geschichte der Fußreflexzonentherapie

Fußreflexzonenmassage – so wirkt sie

Kleiner Exkurs in die Traditionelle Chinesische Medizin (TCM)

Die Bedeutung der Körper-Chakren

»Wer mit den Füßen fest auf der Erde steht, kann mit dem Scheitel den Himmel berühren.«

Hans Kudszus
deutscher Schriftsteller
(1901 – 1977)

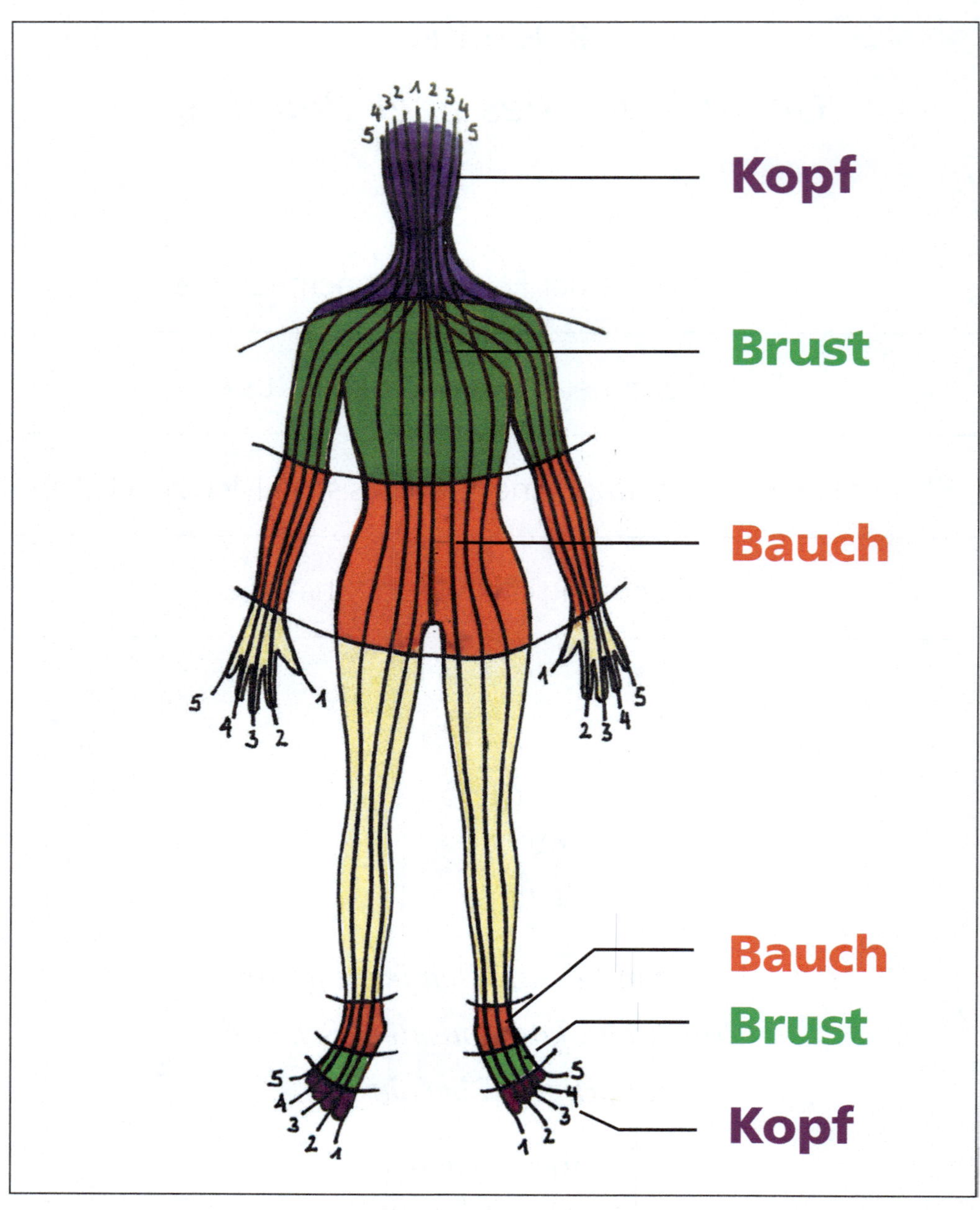

Zu Beginn des 20. Jahrhunderts entwickelte der US-Mediziner William Fitzgerald die Einteilung des Körpers in einzelne Zonen

(Abb. aus Hanne Marquardt, Praktisches Lehrbuch der Reflexzonentherapie am Fuß. Hippokrates Verlag, Stuttgart 1996)

Die Geschichte der Fußreflexzonentherapie

Die Heilkunst der Fußreflexzonenmassage ist etwa 5.000 Jahre alt und stammt ursprünglich aus China, war aber auch in Indien bekannt. Verschiedene Indianerstämme wussten ebenfalls um diese Zusammenhänge.

In der Zwischenzeit geriet dieses Wissen jedoch in Vergessenheit. Hanne Marquardt erwähnt in ihrem *Praktischen Lehrbuch der Reflexzonentherapie am Fuß* verschiedene Ärzte in Mitteleuropa, die im 16. Jahrhundert mit Erfolg organferne Behandlungen mit Hilfe von Druckpunkten anwendeten.

Der US-Amerikaner William Fitzgerald (1872 – 1942) gilt als Begründer der ›Zonen-Therapie‹ zu Beginn des 20. Jahrhunderts. Der Mediziner teilte den Körper in Bahnen ein – die sogenannten Zonen – und erforschte die Zusammenhänge zwischen den Druckpunkten an den Füßen und dem restlichen Körper.

Die amerikanische Masseurin Eunice D. Ingham (1889 – 1974) entwickelte aus diesem Wissen eine spezielle Griff- und Massagetechnik. Sie gilt als ›Mutter der Reflexzonentherapie‹ und reiste mit ihrem Wissen mehrfach um die Welt. 1938 erschien ihr Buch ›Geschichten, die die Füße erzählen‹ (*Stories the feet can tell*). Hanne Marquardt stieß 1958 als junge Masseurin durch eine amerikanische Patientin auf dieses Buch und wandte ab diesem Zeitpunkt – anfangs zwar skeptisch, aber immer wieder erfolgreich – Inghams Behandlungsmethode am Fuß in der eigenen Praxis an. 1967 gründete sie im Schwarzwald eine eigene Lehrstätte.

Es freut mich, beobachten zu können, dass die Fußreflexzonenmassage immer beliebter wird und immer mehr Menschen diese Therapieform wählen, um ohne Medikamente ihre Selbstheilungskräfte anzuregen. Eine positive Entwicklung zeigt auch die Anerkennung dieser Therapie durch immer mehr Krankenkassen (in der Schweiz).

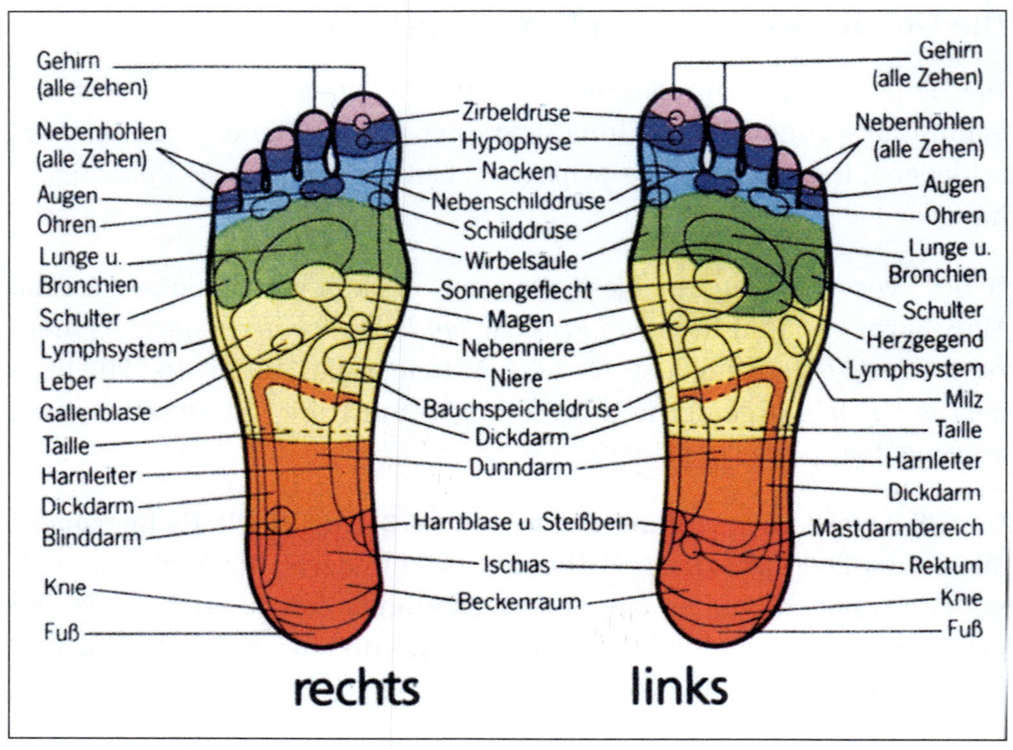

Die Reflexzonen der Füße im Überblick. Die Farben entsprechen den Chakren.

(Quelle: Kamphausen Verlag, Bielefeld 1999)

Fußreflexzonenmassage – so wirkt sie

Die Reflexzonen sind Nervenendpunkte am Fuß, die mit dem entsprechenden Organ (oder Organsystem) verbunden sind. Das bedeutet: Der ganze Körper spiegelt sich in den Füßen wider.

Durch eine spezielle Grifftechnik an den Druckpunkten der Fußreflexzonen wird eine spezifische Wirkung auf die entsprechenden Organe des Körpers erreicht. Grundsätzlich wird dabei zwischen einer beruhigenden und einer aktivierenden Wirkung unterschieden. Durch die Arbeit an den Füßen können Energien wieder besser fließen und Blockaden gelöst werden.

Obwohl ich diese Arbeit schon so lange ausübe, staune ich immer wieder aufs neue über die Übereinstimmung der Reflexzonen am Fuß mit dem entsprechenden Körperteil. Die Fußreflexzonen sind sehr logisch aufgebaut und entsprechen der Anatomie des Körpers.

Ein weiterer Vorzug der Reflexzonenmassage ist die entspannende und harmonisierende Wirkung auf Körper und Seele. Sie ist ein geeignetes Mittel, um die Energien, die sich im Kopf stauen, wieder ins Fließen zu bringen und zu den Füßen zu leiten.

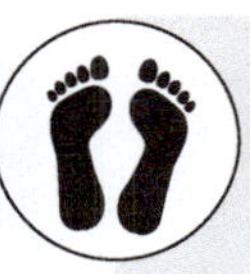

Tipp:
Fußreflexzonenmassage bedeutet, dem Körper etwas Gutes zu tun und ihn zu lieben. Gönne es dir!

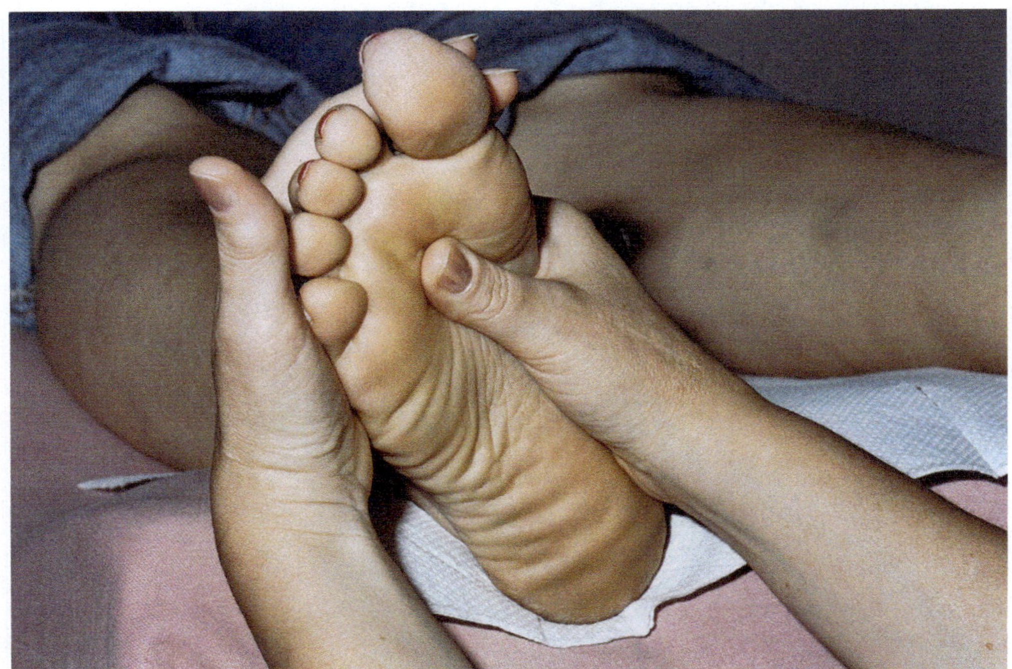

Der Griff des Solarplexus wirkt sehr beruhigend.

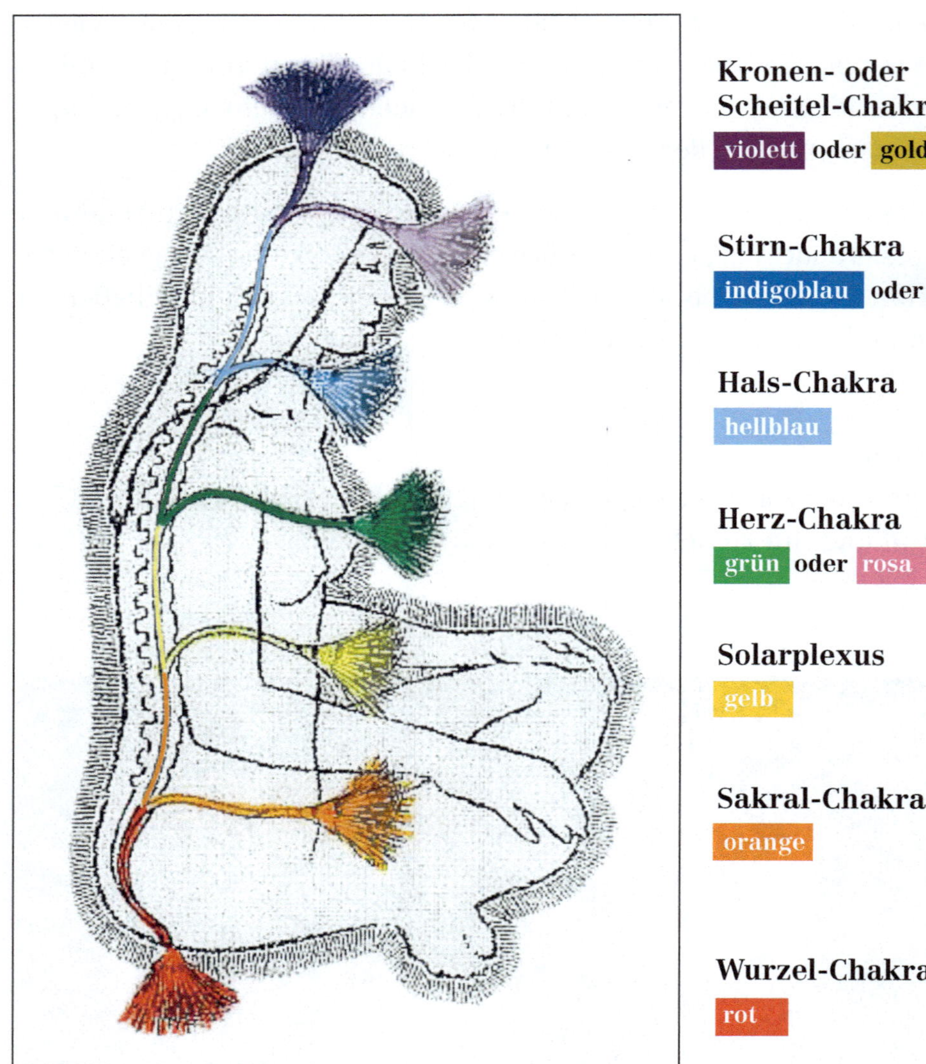

Zeichnung: Klaus-Peter Hüsch

Kronen- oder Scheitel-Chakra
violett oder gold

Stirn-Chakra
indigoblau oder flieder

Hals-Chakra
hellblau

Herz-Chakra
grün oder rosa

Solarplexus
gelb

Sakral-Chakra
orange

Wurzel-Chakra
rot

Seitenansicht der trichterförmigen Chakren, ihre Verbindungen zum Hauptkanal in der Wirbelsäule und ihre Position über den stofflichen Körper hinaus sowie die den Chakren entsprechenden Farben.

Kleiner Exkurs in die Traditionelle Chinesische Medizin (TCM)

Die Meridiane

Die Meridiane sind Energiebahnen, die durch den ganzen Körper fließen. Sie werden in Yin- und Yang-Meridiane unterteilt. Die Energien sind messbar. Die Yin-Meridiane bzw. Yin-Energien werden von der Erde aufgenommen und verlaufen entlang der Bein-Innenseite bis hoch in die Finger. Die Yang-Meridiane fließen von den Fingern an der Rückseite des Körpers über die Außenseite der Beine entlang bis zu den Zehen.

In meiner Praxis mache ich sehr gute Erfahrungen, indem ich die Meridiane mit einfachen Massagegriffen mehrmals ausstreiche. Die Energien werden dadurch angeregt und kommen wieder in Fluss, die gestauten und ›verbrauchten‹ Energien können abfließen. Manche Patienten haben danach das Gefühl, wieder ganz leichte Beine zu haben. Oft lösen sich mit diesen Griffen auch Spannungen und Schmerzen. Viele sagen anschließend, dass sie sich wie neugeboren fühlen.

Die Füße sind deshalb so wichtig, weil an ihnen die Yin-Meridianpunkte beginnen bzw. die Yang-Meridianpunkte enden.

Yin und Yang

Nach der Lehre der Traditionellen Chinesischen Medizin bestehen alle Dinge aus zwei komplementären Kräften, dem Yin und dem Yang.

Yin entspricht dem weiblichen Prinzip. Es sind Kräfte, die latent bleiben, sich ruhig verhalten, sich verdichten und konzentrieren. Die Yin-Bewegung neigt dazu, sich zusammenzuziehen. Yin-Funktionen speichern. In der chinesischen Medizin wird dies als ›nährende Energie‹ bezeichnet.

Hingegen setzen die Yang-Kräfte etwas in Bewegung, bringen hervor, bewirken Transformation und Veränderung. Yang ist das männliche,

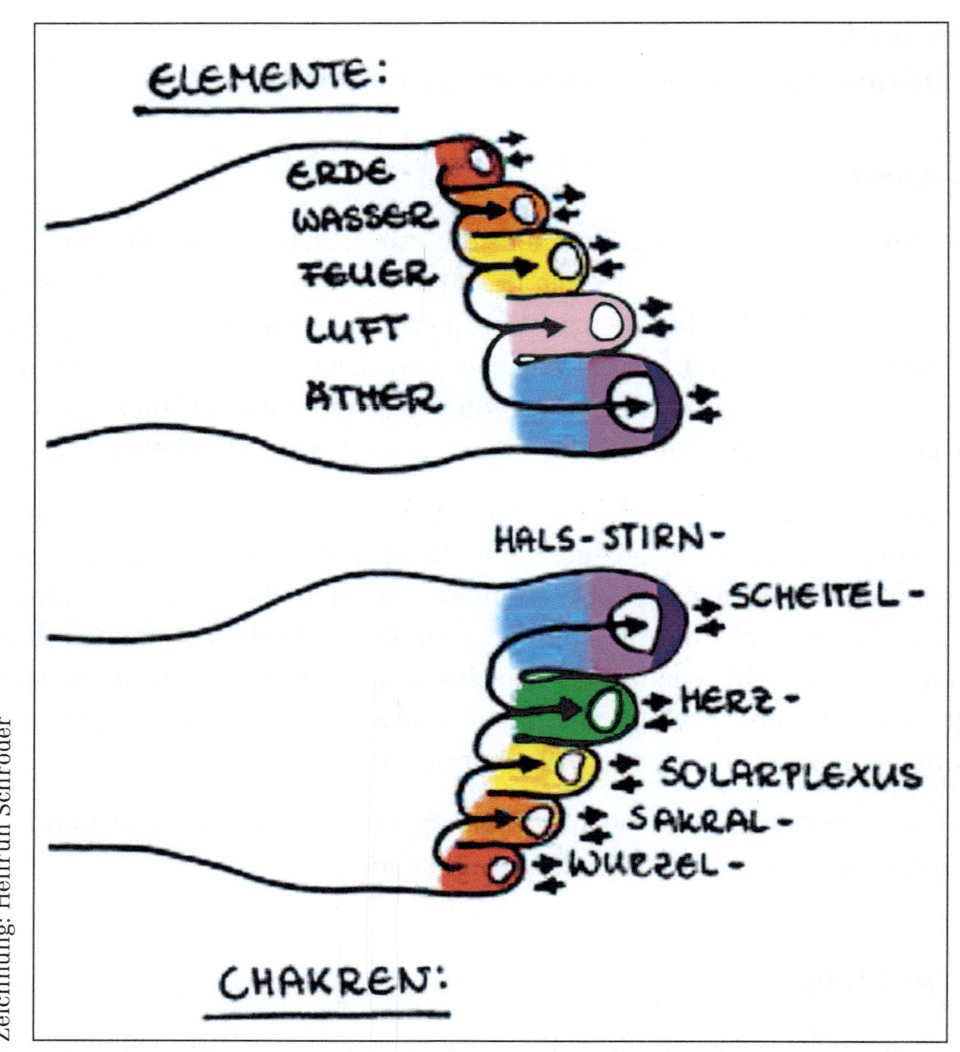

Zeichnung: Heilrun Schröder

Die Zehen als Energiekanäle: Linker und rechter Fuß sind identisch. Die Energien fließen von der Kleinzehe bis zur Großzehe und umgekehrt. Genauso wie die Energien am ganzen Körper vom untersten Chakra (Wurzel-Chakra) bis zum obersten (Kronen-Chakra) fließen und wieder zurück. Es ist ein ständiger Kreislauf.

extrovertierte Prinzip. Es entspricht der nach außen gerichteten Bewegung, die den Organismus aktiv verteidigt. Die Yang-Kraft erzeugt abwehrende Energie.

Yin und Yang existieren nicht getrennt voneinander. Dies bedeutet, dass jede Frau und jeder Mann sowohl einen Yin- als auch einen Yang-Anteil in sich haben.

Yin und Yang kreieren, kontrollieren und transformieren einander, sodass sich Yin auf ihrem Höhepunkt in Yang verwandeln kann und umgekehrt. Alles ist in stetem Wandel und in ständiger Bewegung.

Die Bedeutung der Körper-Chakren

Das Wort Chakra stammt aus dem Sanskrit und bedeutet soviel wie ›Rad‹. Es handelt sich dabei um die Energiezentren des Körpers, die sich nach alter Überlieferung ständig drehen und Lebensenergie aus dem Kosmos aufnehmen bzw. abgeben. Ich nenne sie auch gerne ›Fenster‹ des Körpers. Die Chakren können geöffnet oder blockiert sein. Jedem einzelnen Chakra werden bestimmte Farben und Eigenschaften zugeordnet.

Man unterscheidet sieben Haupt-Chakren, die sich vom Becken bis zum Kopf erstrecken. Tatsächlich ist das System der Chakren sehr kompliziert. Es sind rund 88.000 aus überlieferten Schriften erwähnte Chakren bekannt, die alle miteinander verbunden sind!

Warum ist das Wissen über die Chakren für das Verstehen des Feet-Reading so wichtig? Weil jeder Zehe ein Chakra zugeordnet wird.*

Wenn wir die Zehen genau betrachten, ist es möglich, zahlreiche Informationen über die Chakren des jeweiligen Menschen und seiner Persön-

* Mehr zu den Chakren in dem Buch von Shanti C. Wetzel: Was Zehen über Persönlichkeit und Gesundheit verraten. Die Zehen und die Chakren. Haag+Herchen, Hanau 2022

lichkeit zu erhalten. Anhand der Länge, Dicke, Stellung, Richtung und Lage der Zehen können wir zum Beispiel erkennen,

- ob das Chakra blockiert ist,
- ob es unterdrückt wird,
- ob die Energien schwach oder stark fließen,
- ob viel oder wenig Kraft und Stärke (Potential) vorhanden sind.

Daran kann man sehen, wie der jeweilige Bereich und die Aufgabe des Chakras gelebt wird.

Zusammenfassend sei erwähnt, dass die Energien der Chakren am Fuß einerseits von der Kleinzehe (Wurzel-Chakra) bis zur Großzehe (Kronen-Chakra) fließen. Jede einzelne Zehe ist ein Energiekanal. Das bedeutet, dass durch jede Zehe einerseits Energie aufgenommen werden kann und andererseits Energie abgegeben wird.

Anhand der Zehenspitzenformen (vgl. S. 117) kann man erkennen, in welchem Ausmaß und wie diese Energien abgegeben bzw. aufgenommen werden.

4. Kapitel
So wirst du zum Experten

Die fünf Grundregeln

Das Vorgehen im Einzelnen

Warum Fotos sehr hilfreich sind

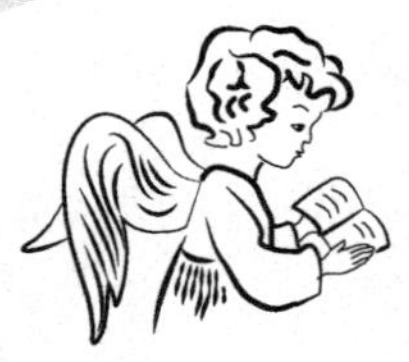

»Es ist eine Kunst, auf eigenen Füßen zu stehen, ohne jemandem auf die Zehen zu treten.«

Hans Kudszus
deutscher Schriftsteller
(1901 – 1977)

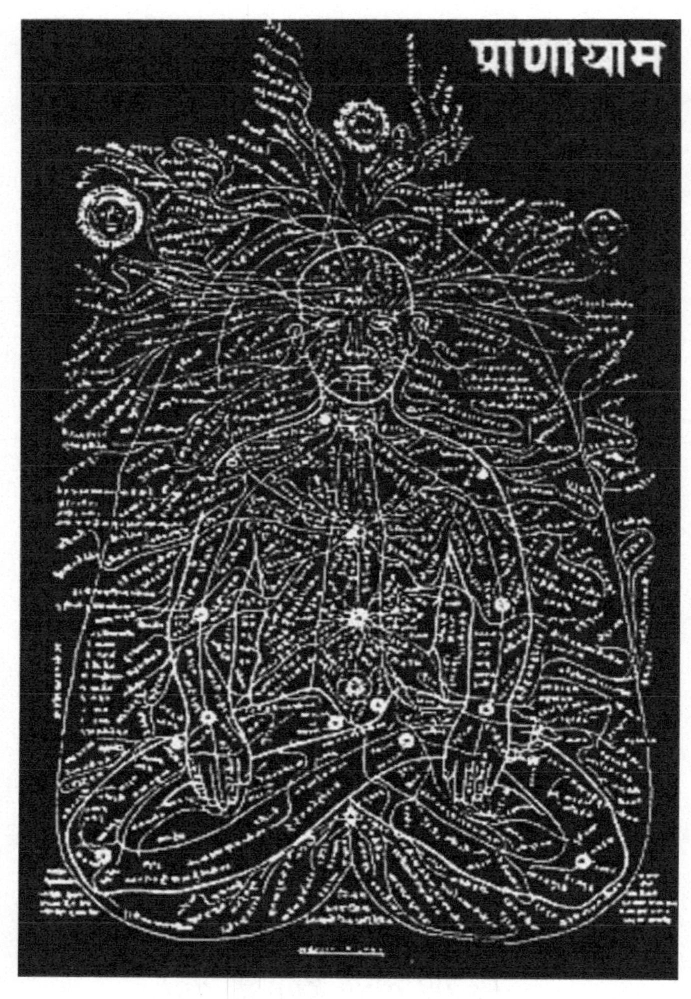

Historische Darstellung einer Chakra-und Naditafel aus Tibet

Nadi bedeutet soviel wie Röhre oder Gefäß
(zu vergleichen mit Arterien, die das Blut transportieren).

Betrachte die Füße eines Menschen mit Liebe und dem Gefühl der Dankbarkeit. Sei offen – auch für die Verschiedenartigkeit von Füßen. Du solltest möglichst keine Vorurteile haben, nicht bewerten, keine Kritik äußern und auch nicht denken: »Oje, was hat der für Füße…«

Alles ist gut. Du kannst mit dem Wissen des Feet-Reading dein Gegenüber besser begreifen. Du lernst zu verstehen, warum sich ein Mensch genau so verhält, wie er es tut. Vielleicht braucht jemand genau dieses Verhalten, weil es zu ihr/ihm passt. Mit unserem Wissen wollen wir lernen, andere stärker zu akzeptieren. Es ist schön, wenn du anderen helfen kannst, sich selbst zu finden, das eigene Potential zu leben und Blockierungen zu lösen.

Die fünf Grundregeln

Den ersten Eindruck beachten

Betrachte die Füße als Ganzes. Was fällt dir besonders auf? Schau, was dir im Moment besonders akut erscheint. Das ist am besten an der Haut zu erkennen, da diese sich am schnellsten verändern und erneuern kann.

Die einzelnen Merkmale beachten

Schau nach Auffälligkeiten. Betrachte jeweils,

- um welche Art der Erscheinung es sich handelt (z.B. Warze, Hühnerauge, Druckstelle)
- wo diese lokalisiert ist
- auf welcher Reflexzone diese liegt, vgl. S. 38
- ob der linke oder der rechte Fuß betroffen ist
- ob sich das Merkmal im Körper-, Seele- oder Geist-Abschnitt befindet.

Zusammenfassen eines Gesamtbildes

Erst alle Schwächen und Stärken zusammengenommen und aufeinander abgestimmt, ermöglichen ein umfassendes Erkennen von Körper, Seele und Geist.

Suche nach der Bestätigung im Verhalten

Aus dem Gesamteindruck gilt es, die richtigen Konsequenzen zu ziehen:

- Wie verstehe ich diesen Menschen?
- Was braucht dieser Mensch?
- Wie kann ich ihn unterstützen, um ihn zu sich selbst zu führen?

Das Vorgehen im Einzelnen

Für ein Feet-Reading gehst du am besten Schritt für Schritt vor.

Zunächst erhältst du Informationen über den Tastbefund. Die zu behandelnde Person befindet sich in liegender Position. Betrachte nacheinander

- den Temperaturzustand
- die Konsistenz
- das Energiebild
- den Energiepuls
- die Beweglichkeit

Wie im einzelnen vorzugehen ist, behandelt das nächste Kapitel. Nun folgt der Sichtbefund, ebenfalls im Liegen. Dabei betrachtest du die Zehen – am besten im Liegen *und* im Stehen, da sich beim Stehen das Bild verändern kann. Des weiteren schaust du den Stand und die Körperhaltung an, während die Person aufrecht steht. Dadurch erhältst du Informationen zu den verschiedenen Formvarianten.

Ebenso aufschlussreich ist der Gang. Lass die Person mehrmals auf und ab gehen. Beobachte dabei aufmerksam, wie sie die Füße abrollt und aufsetzt. Sie soll möglichst langsam und natürlich gehen.

Warum Fotos sehr hilfreich sind

In meiner Praxis hatte ich früher nur für Fußfotos eine spezielle Kamera mit Makrolinse und Stativ. Seit Jahren fotografiere ich die Füße eines Menschen bereits beim ersten Treffen, um für später eine Vergleichsmöglichkeit zu haben. Denn Füße verändern sich!

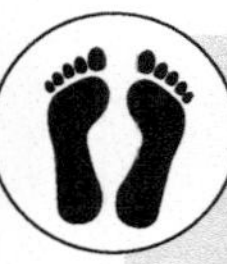

Tipp:
Mach ein Foto von der Fußsohle der Person im Liegen. Fotografiere deren Füße auch im Stehen. So erhältst du einen Eindruck von Zehen und Haltung. Der Vorteil dabei ist, dass du die Bilder in aller Ruhe studieren und vieles klarer oder deutlicher sehen kannst. Fotografiere die Füße nach einem bestimmten Zeitraum erneut. Auf diese Weise kannst du die Entwicklung / Veränderung eines Menschen festhalten, das ist z. B. bei Babies und Kindern besonders interessant. (Siehe auch www.feet-reading.ch/fotoanleitung)

Je genauer und je öfter man mit dem Wissen des Feet-Reading Füße betrachtet, desto deutlicher kann man Veränderungen erkennen. Manche Abweichungen sind schon nach kurzer Zeit sichtbar, z.B. Hautveränderungen wie Blasen oder Schälvorgänge der Haut. Andere Veränderungen brauchen länger, manchmal mehrere Jahre. So kann sich auch die Zehenstellung verändern, Hammerzehen können sich z. B. strecken.

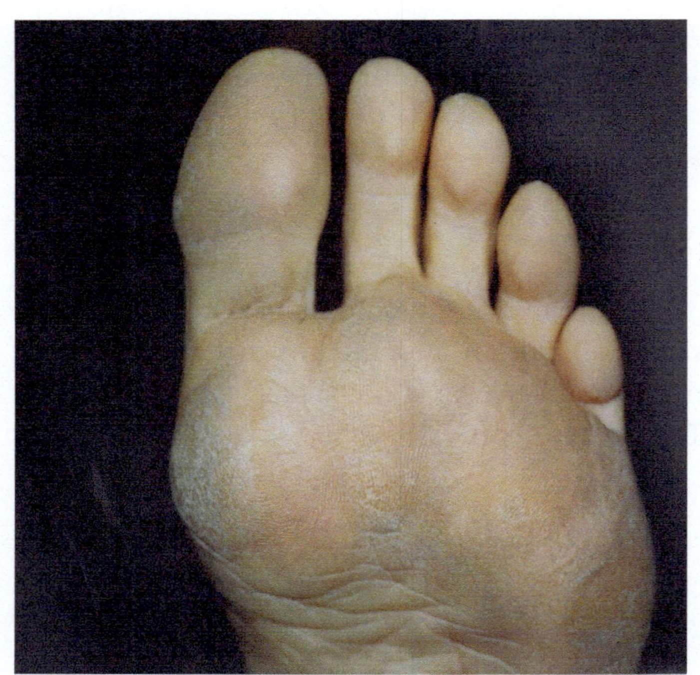

Mann, 65 Jahre.
Viel Hornhaut deutet auf eine große Belastung.

Nach zehn Behandlungen ist die Hornhaut sichtbar zurückgegangen.

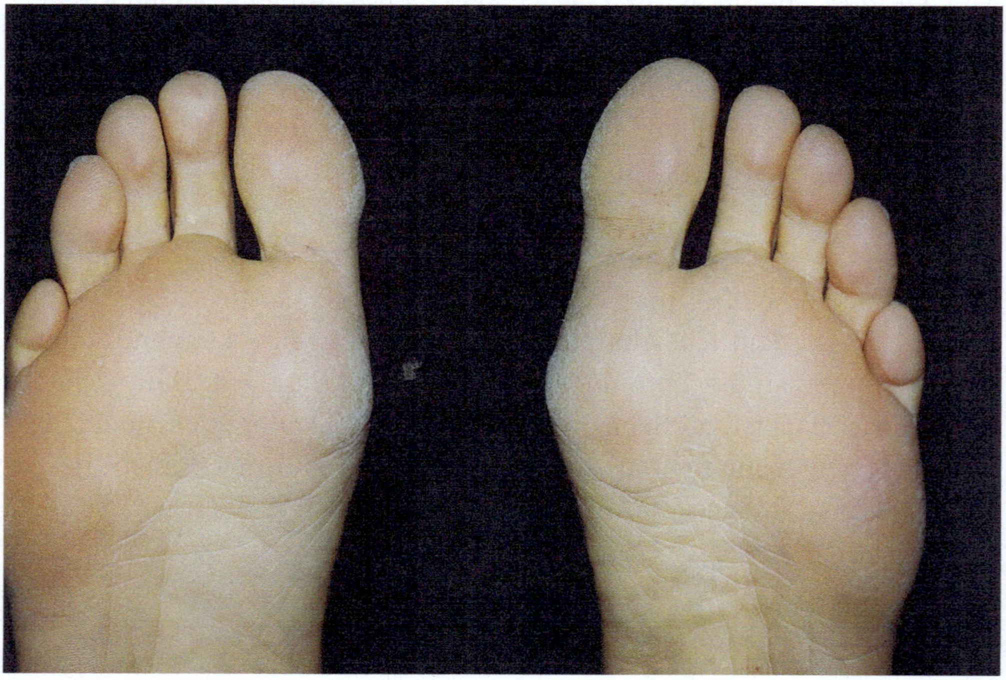

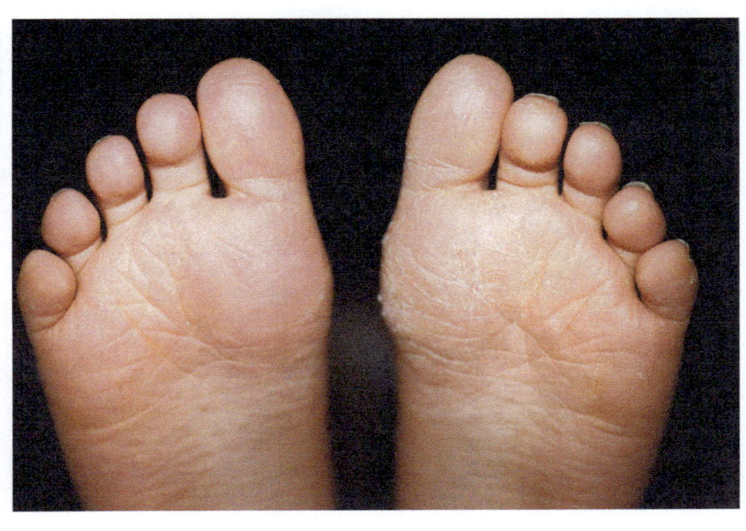

Mädchen, 9 ½ Jahre. *Füße mit starker Neurodermitis*

Unten:
Nach einem halben Jahr Behandlung mit Fußreflexzonenmassage und einer speziellen Energetic-Creme (ohne Cortison) ist die Haut wieder glatt.

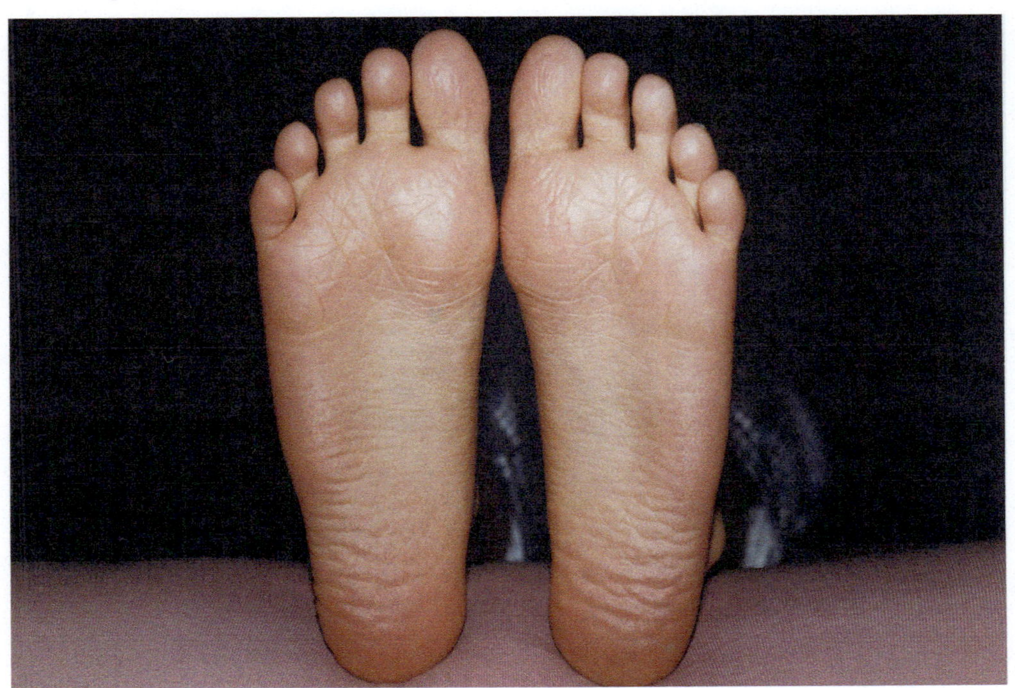

5. Kapitel
Bedeutung der einzelnen Merkmale

Das Energiebild

Der Energiepuls

Der Temperaturzustand

Die Konsistenz

Die Beweglichkeit im Sprunggelenk

Die Beweglichkeit der Zehen

»Apropos Gehen:
Wohin sollen wir gehen,
wenn nicht nach innen?«

Doris Lessing
britische Schriftstellerin
(1919 – 2013)

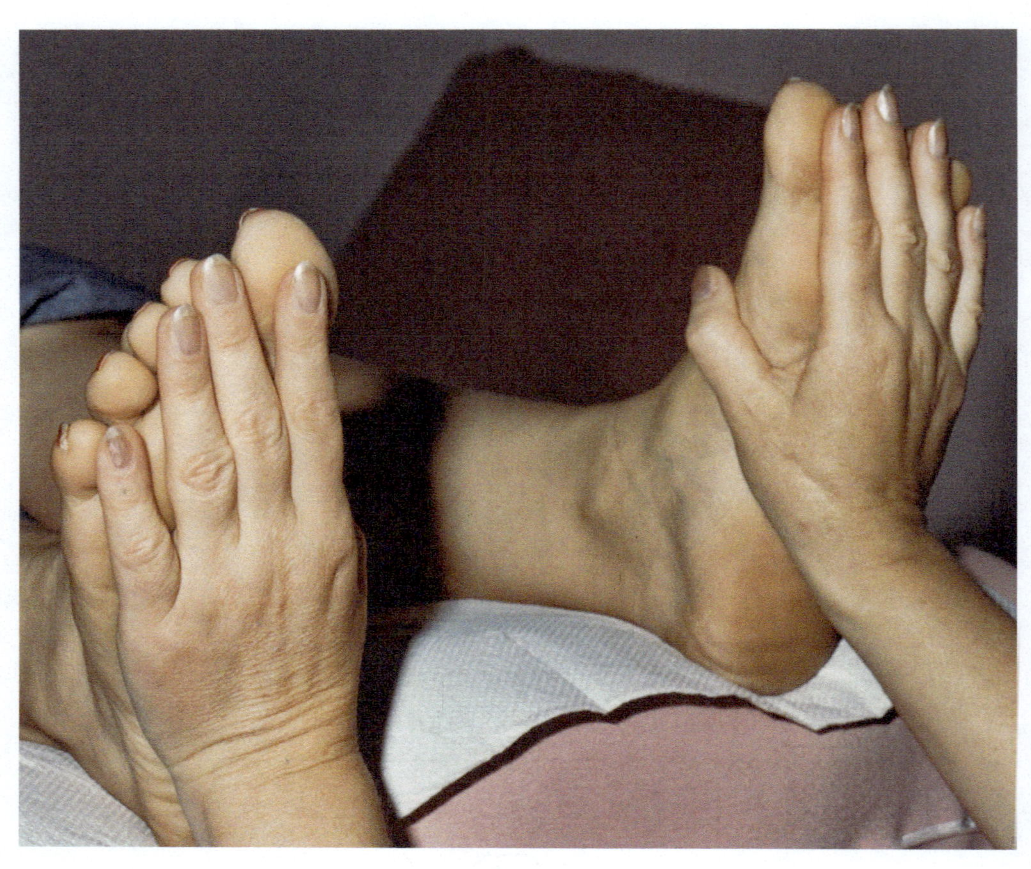

Mit den Händen die Füße begrüßen:
Die Finger sollten die Zehenspitzen berühren.
Da die Hand meist kleiner ist als der Fuß, soll dabei vor allem der geistige Bereich (Zehen) und der seelische Bereich (Mittelfuß) abgedeckt werden.
Diese Handstellung dient auch dazu, das Energiebild und den Energiepuls wahrzunehmen.

Das Energiebild

Das Energiebild ist ein Abbild der Energieverteilung im gesamten Körper, gespiegelt am Fuß. Praktisches Vorgehen: Die Person liegt am besten auf dem Rücken. Du sitzt am Fußende. Begrüße zuerst die Füße. Und sei darauf gespannt, nun die ganze Person kennenzulernen. Lege beide Handflächen auf die Fußsohlen. Dabei berührst du mit den Händen vor allem den seelischen (= Mittelfuß) und geistigen Bereich (= Zehen). Da die Hand meist kleiner ist als der Fuß, sollte vor allem der Zehenbereich abgedeckt sein. Entspanne dich selbst. Schließe die Augen. Atme tief ein und aus und lasse ein Bild vor deinem inneren Auge entstehen.

- Was für ein Bild erhältst du?
- Welche Form und Farbe hat es?
- Wie empfindest du die Füße?
- Kannst du die Füße komplett spüren?
- Welche Bereiche spürst du besonders gut, welche weniger?
- Wo spürst du viel Energie?
- Gibt es Unterschiede zwischen dem linken und dem rechten Fuß?
- Wie ist der Kontakt zur Person?
- Bist du überrascht über das Bild?
- Passt es gut zu dieser Person?

Aus diesem Bild erhältst du eine Übersicht des ganzen Körpers. Interessant ist festzustellen, wo viel Energie fließt. Diese Bereiche sind warm und gut zu spüren, offen und lebendig. Sie werden gelebt und zeigen keine Energieblockaden. In diesen Bereichen fühlt sich die Person wohl und stark. Entsprechend den Reflexzonen und der Körper-Seele-Geist-Einteilung kannst du jeden Bereich erkennen und deuten.

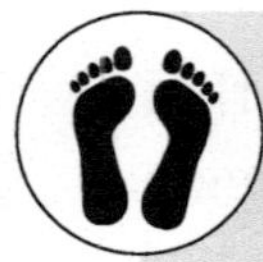

Tipp:
Diese Anwendung wirkt sehr entspannend – wie ein Energieaustausch. Auf diese Art und Weise läßt sich ein liebevoller Kontakt mit dem Menschen aufnehmen, der sehr intensiv und schön ist.

Der Energiepuls

Lege – wie beim Energiebild – die Hände flach auf die Fußsohlen. Lass dabei die Fersen frei und berühre möglichst die Zehen. Die Person liegt auf dem Rücken. Du selbst sitzt in gerader Haltung am Fußende auf einem Hocker. Atme tief ein und aus. Nun kannst du nach kurzer Zeit Wellen spüren, die kommen und gehen. Dies nenne ich den Energiepuls. Anfangs kann dieser noch sehr schwach sein, aber je länger du die Füße berührst, um so stärker wird er. Du kannst dabei auch Wärme spüren.

Für die liegende Person ist die Empfindung sehr angenehm. Sobald du den Energiepuls spüren kannst, bedeutet dies, dass die Energien an den Füßen angekommen sind, also bis zu den Füßen fließen.

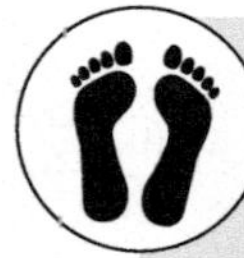

Tipp:
Wenn du die Füße länger berührst, können die Energien von den Füßen zurück bis zum Kopf zirkulieren und bis in Arme und Hände fließen. Wenn sich der Behandelnde sehr gut entspannt, kann er zu einem Kanal werden und die Energien fließen frei, was für die Person sehr wohltuend ist. Sie wird dann ein Wärmegefühl oder ein Kribbeln spüren. Vor allem die Hände können wärmer werden.

In meiner Praxis wende ich diese Technik zu Beginn jeder Fußreflexzonenmassage an. Kinder reagieren besonders schnell. Aber nicht alle Personen können den Energiefluß gleich gut spüren. Einige wenige merken gar nichts, höchstens ein Fließen in den Beinen. Dies bedeutet, dass die Energien bis dorthin fließen können und dann blockiert sind. Je sensibler und entspannter eine Person ist, um so besser kann sie das wahrnehmen.

Der Temperaturzustand

Warme Füße sind gut durchblutete Füße. Die Durchblutung beruht auf dem arteriellen und dem venösen Kreislauf. Sie ist wichtig zur Versorgung des Gewebes mit Sauerstoff. Der Temperaturzustand gibt Auskunft über die Durchblutung und den Energiehaushalt.

Zeitweilig kalte Füße

- Es ist allgemein wenig Leben und Energie im Körper. Die Person kann auch müde oder krank sein.
- Die Person ist wenig offen, innerlich eher verschlossen. Sie kann sich kaum gehen lassen und entspannen.
- Die Energien fließen im Körper nicht bis zu den Füßen. Meist sind die Beine warm bis zum Knöchel. Der Körper ist nicht mit den Füßen verbunden.
- Die Person hat wenig Bodenkontakt und damit auch wenig Erdelement. Sie ist wenig in ihrer Mitte und fühlt sich oft unwohl.
- Wichtig: Kälte, die von den Füßen in den ganzen Körper aufsteigt, kann zu Erkältungskrankheiten und Rheuma führen.

Chronisch kalte Füße

- Eventuell besteht eine Störung in der Durchblutung, was u.a. dazu führen kann, dass Wunden schlechter heilen. Denken, Handeln und Fühlen sind ›auf Eis gelegt‹.
- Es besteht eine starke andauernde Energieblockade an den Knöcheln, die die Energiezufuhr zu den Füßen nicht frei fließen lässt.

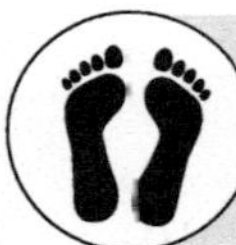

Tipp: Mit kalt-warmen Wechselbädern oder Barfußlaufen im Tau bzw. Schnee lässt sich die Durchblutung der Füße optimal anregen. Ebenfalls gut geeignet sind spezielle Bewegungs- und Energieübungen, wie sie im 12. Kapitel ab S. 165 vorgestellt werden.

Nur ein Teilbereich des Fußes ist kalt

In diesem Fall spiegelt der entsprechende Fußbereich denjenigen Körperteil wider, bei dem die Energie blockiert ist. Ist z.B. die Außenkante des linken Fußes blockiert, dann fühlt sie sich kalt an.

Ein Beispiel:
Einer meiner Patienten hatte eine Armverletzung. Dadurch war die Energie des linken Arms sehr stark blockiert und die Außenkante des Fußes als Reflexzone des Arms entsprechend kühl.

Kalte Zehen

Hier fließt die Energie vom Knöchel weiter zu den Füßen und wird im Mittelfuß blockiert. Die Zehen sind also energetisch gesehen vom übrigen Fuß getrennt.

- Dies kann bedeuten, dass Denken und Geist nicht mit dem Boden, der Realität verbunden sind (fehlender Realitätssinn).

- Es herrscht eine mangelnde Integration von Kopf und Geist im gesamten Körpergeschehen.
- Die Person ist ›kopflastig‹ und kann sich nicht von Gedanken lösen.

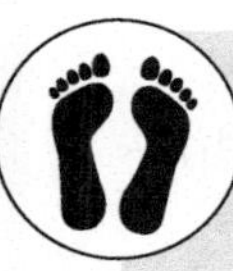

Tipp:
Ein abendliches Fußbad mit ätherischen Ölen (Melisse- oder Lavendelöl) erwärmt nicht nur die Füße, sondern wirkt zusätzlich allgemein entspannend und beruhigend.

Warme, wohltemperierte Füße

- Dies deutet auf Harmonie und Gesundheit hin.
- Die Person steht mit beiden Füßen auf der Erde. Sie ruht in sich und ist gut geerdet.

Überhitzte, heiße Füße

- Hier sind die Energien gestaut. Die Person ist voller Emotionen, ohne diese auszuleben. Dies kann auch durch psychische Belastungen verursacht werden.
- Es besteht ein Zuviel an Energie, das nicht Richtung Boden an die Erde abgegeben werden kann. Es herrscht kein Energieausgleich.
- Die Füße können z. B. am Abend nach einem anstrengenden Tag sehr heiß sein. Die Person ist noch nicht zur Ruhe gekommen und konnte die Alltagserlebnisse noch nicht verarbeiten. Bei starker Überhitzung können die Füße auch eine rötliche Färbung annehmen, geschwollen sein und brennen. Da tut ein Ausstreichen der Füße und Ableiten der Energien gut.

Schweißfüße

Schweiß ist eine flüssige Absonderung der Schweißdrüsen der Haut. Er besteht zu 99 Prozent aus Wasser. Der Rest enthält Kochsalz, Harnstoff, flüchtige Fettsäuren und Cholesterin. Die Schweißabsonderung ist eine vegetative Funktion und wird fast ausschließlich durch den Sympathikus gesteuert. Wir kennen z. B. den Angstschweiß. Die Schweißproduktion kann man nicht willentlich steuern.

Schweißfüße entstehen durch vermehrtes chronisches Schwitzen an den Füßen, vor allem aber an Sohle und Knöchel. Die Ursachen kommen von innen und liegen z. B. in einer Überaktivität des Sympathikus, hervorgerufen durch Stress oder Angst. Das Schwitzen führt zu einem Wärmeausgleich, da danach eine Abkühlung stattfindet.

Es besteht eine größere Anfälligkeit für Fußpilz, da ständig ein feuchtes Klima vorhanden ist.

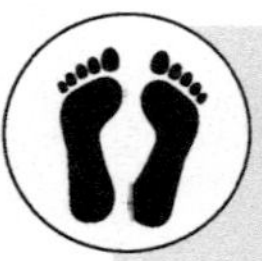

Tipp:
Bei Schweißfüßen empfehle ich Entspannungstechniken wie Fußreflexzonenmassage oder ein Ausgleichen der Yin- und Yang-Meridiane an den Füßen.

Akutes Schwitzen

Dieses Phänomen beobachte ich sehr häufig in meiner Praxis während einer Fußreflexzonenmassage. Oft kommt es zu Beginn einer Behandlung vor. Ich betrachte das als eine positive Reaktion. Verursacht wird sie durch eine akute vegetative Überaktivität aufgrund von Schmerzempfindungen während der Behandlung, dies entspricht einem gesunden energetischen Reinigungsprozess.. Durch das Schwitzen kann die Person Gifte ausscheiden. Nach wenigen Behandlungen verschwindet das Schwitzen meistens.

Chronisches Schwitzen

- Hier besteht im Gegensatz zum akuten Schwitzen eine andauernde psychische und emotionale Überlastung. Die Person steht ständig unter Druck, empfindet Stress oder Angst.
- Chronisches Schwitzen deutet auf eine starke Sensibilität und Labilität der betreffenden Person. Sie kann jedoch ihre Gefühle nicht zeigen bzw. ausleben.
- Die Person hat Probleme damit, zu entspannen bzw. loszulassen.
- Die Person ruht nicht in ihrer Mitte. Sie gerät schnell aus dem Gleichgewicht, ihr fehlt Gelassenheit.
- Die Person kann sich nur wenig öffnen und ihre Gefühle zeigen, da Ängste und Blockaden das verhindern.

Grundsätzlich sind Menschen, die zu chronischem Schwitzen neigen, sehr sensibel. Sie haben ein großes Gefühlspotential, das sie aber weder zeigen noch leben. Hier besteht der erste Therapieschritt darin, diese Personen zur Entspannung zu führen, damit sie ihre eigene Mitte finden und emotionale Blockaden loswerden.

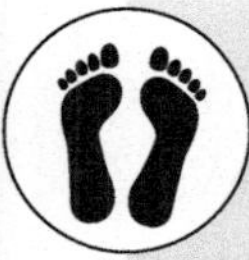

Tipp:
Eine Möglichkeit zur Entspannung sind positive Affirmationen, z. B.: »Ich nehme meine Gefühle und Energien jetzt an, denn sie sind gut. Ich lerne, mich ihnen zu öffnen und sie zu zeigen.«

Ein Beispiel:
Einer meiner Patienten musste wegen seines Grundleidens Schizophrenie Psychopharmaka einnehmen. Er litt unter starken Schweißfüßen und Fußpilz. Zugleich war die Haut des Vorfußes weißlich verfärbt (vgl. auch Kapitel ›Hautverfärbungen‹, S. 129). Sein Oberkörper war sehr verspannt und nicht offen, seine Körperhaltung wirkte bedrückt. Es fiel ihm schwer, tief zu atmen und er machte auf mich einen

äußerst sensiblen Eindruck. Der Mann hatte wenig Kontakt zu anderen Menschen. Seine Füße waren sehr weich. Durch die Psychopharmaka, die ihn stark dämpften, fiel es ihm schwer, mit seinen Gefühlen umzugehen. Er trank vier Liter Kaffee am Tag und rauchte Pfeife. Seine Füße spiegelten seine psychische und physische Verfassung genau wider und zeigten mir das Ausmaß seiner Krankheit.

Die Fußreflexzonenmassage tat ihm sehr gut. Besonders das Massieren des Solarplexus wie auch Atemübungen halfen ihm dabei, sich zu öffnen und zu entspannen. Dadurch ist es ihm gelungen, seinen Kaffeekonsum auf einen halben Liter, also etwa vier Tassen pro Tag, zu reduzieren.

Die Konsistenz

Auch die Konsistenz eines Fußes, die Gewebebeschaffenheit, sagt viel über den Menschen aus. Jeder Fuß fühlt sich anders an. Über die Berührung erhält man viele Informationen. Ist dir ein Fuß sympathisch? Fühlt er sich angenehm und weich an? Weshalb sind dir manche Füße angenehm und manche nicht?

Bei der Berührung erhältst du ein Abbild des inneren und äußeren momentanen Zustands eines Menschen. Fühle dich in die Füße hinein. Was wollen sie dir sagen? Spüre vor allem auch die Unterschiede zwischen dem rechten und dem linken Fuß. Die Konsistenz entspricht dem Tonus, dem Gewebewiderstand (vgl. hierzu 7. Kapitel, S. 89f.). Die Konsistenz zeigt auch, wieviel Energie in diesem Bereich fließt.

Gespannt und hart

Haut und Gewebe fühlen sich verhärtet an. Dementsprechend sind auch die Körperstellen, die diesem Bereich zugeordnet werden, verhärtet und verspannt. Meist ist der Vorfuß betroffen, der der Reflexzone des Schultergürtels entspricht. Oft sind dann Nacken und Schultern verspannt und hart. Die betreffende Person ist in ihrem Wesen hartnäckig und wenig flexibel. Sie hat eine starke Selbstkontrolle, schützt sich und ist wenig empfindlich. Die Energien sind in diesem Bereich blockiert und fließen nicht frei. Oft sind Herz- und Hals-Chakra blockiert. Je härter sich die Konsistenz anfühlt, um so größer ist die Energieblockade und die Verspannung der entsprechenden Bereiche.

Die Haut bildet durch die Belastung viel Hornhaut. In übertragenem Sinn bedeutet das, die Person will sich schützen und legt sich einen ›Panzer‹ zu. Allerdings können auch frühere Verletzungen oder Operationen ein natürliches Abrollen des Fußes beeinträchtigen.

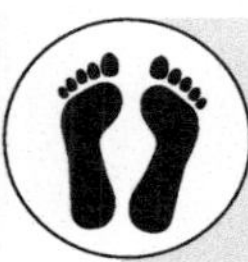

Tipp:

Die Aufgabe für Menschen mit angespannten Füßen lautet: sich öffnen, loslassen, sich entspannen, lieben, flexibel und dankbar werden.

Sehr weich, fleischig

Haut und Gewebe fühlen sich sehr weich und fleischig an. Meist ist der Mittelfuß weicher, in selteneren Fällen kann auch der Vorfuß weich sein. Der Tonus ist hypoton, also kraftlos. Das bedeutet, es fließt zu wenig Energie und Kraft. Die Person ist sehr offen und aufgeschlossen für Neues. Sie ist sehr (schmerz-)empfindlich, oft eher zu sensibel. Sie hat starke Trieb- und Lustgefühle und die Tendenz sich gehen zu lassen. Die Selbstkontrolle ist nur schwach ausgeprägt.

Folgende Aspekte sollten in diesem Zusammenhang beachtet werden:

- Wie ist die Stellung der Großzehe?
- Wie ist der Fußtonus im Spunggelenk?

Oft wird diese ›Weichheit‹ durch andere Faktoren kompensiert.

Ein Beispiel aus der Praxis:

Der linke Fuß einer 84jährigen Patientin ist sehr weich. Der rechte Fuß dagegen ist verspannt, ein Spreizfuß, den sie willentlich mehr oder weniger anspannen kann. Der Fuß neigt während der Massage zu Krämpfen. Das bedeutet, dass die Dame in ihrem hohen Alter verhärtet und festgefahren ist. Im Gefühlsbereich ist sie jedoch sehr empfindlich und sensibel. Auf die Massage reagiert sie sehr empfänglich. Sie sagt selbst: »Es darf auch mehr weh tun.« Weiter sagt sie: »Ich bin ein wenig eigensinnig und höre nicht so gut auf meinen Körper.« Dies spricht für den rechten verspannten Fuß.

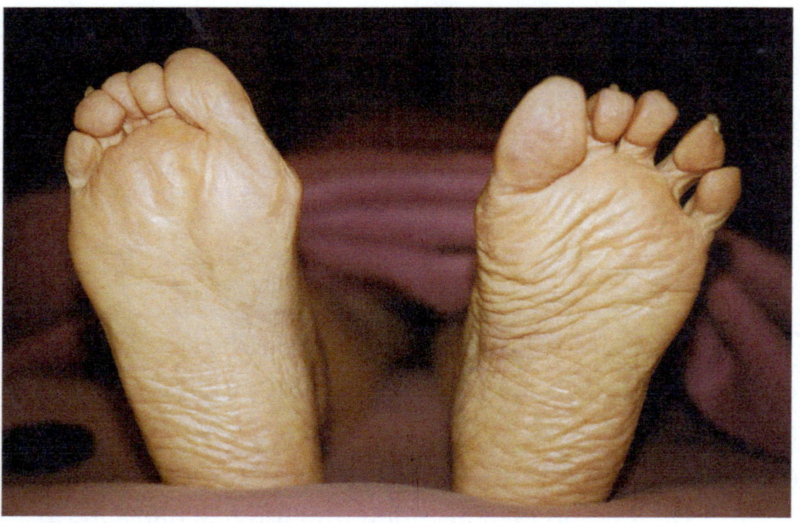

Frau, 84 Jahre. *Die Füße sind sehr unterschiedlich. Der linke Fuß ist weich, der rechte dagegen sehr angespannt.*

Die Patientin war als selbstständige Floristin tätig und sehr kreativ. Beide Großzehen zeigen einen leichten Hallux valgus, das deutet auf ihre Anpassungsfähigkeit hin. Sie unterdrückt sich selbst samt ihren Gefühlen und achtet kaum auf die Signale ihres Körpers.

Übrigens: Von Natur aus sehr weich, ganz empfindlich und offen sind Füße von Babies. Sie haben keinen Panzer und keine Schutzschicht um sich.

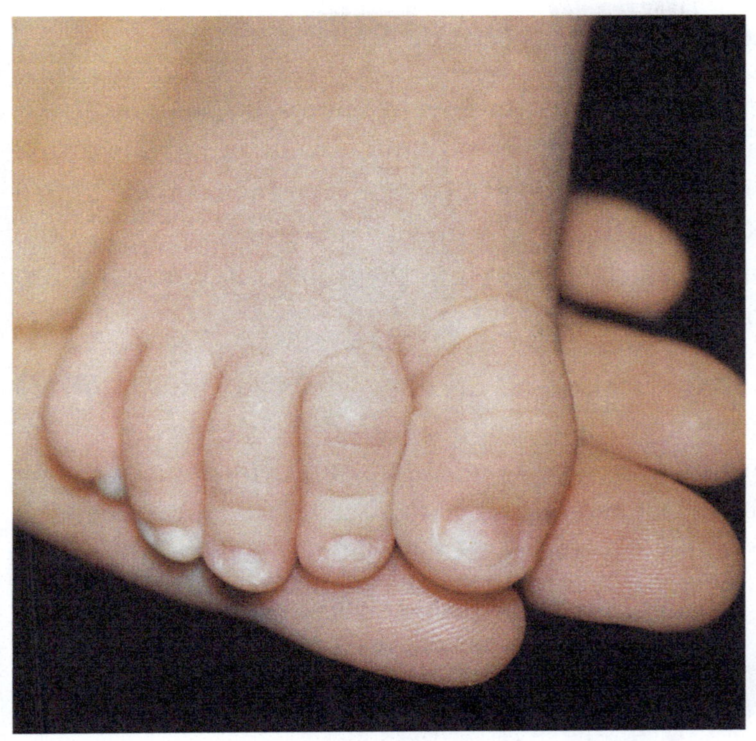

Einfach schön: der weiche und entspannte Fuß eines Babies. Auffällig: Bereits in diesem Alter ist die Kleinzehe gekrümmt und nach innen angespannt.

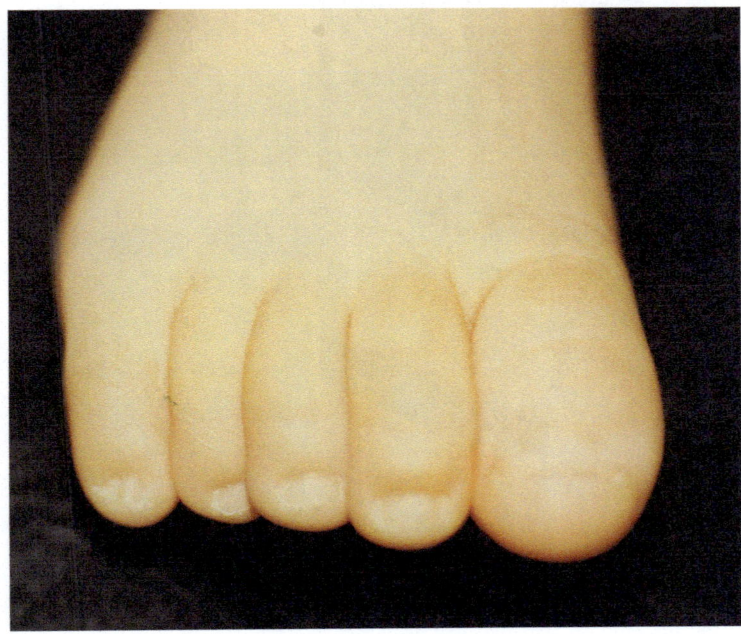

Kind, 9 Monate. *Alle Zehen sind noch schön gerade. 4. und 5. Zehe sind lang, das weist auf einen starken Gefühlsbereich hin.*

Die Beweglichkeit im Sprunggelenk

Grundsätzlich zeigt der Fußtonus im Sprunggelenk die Spannkraft einer Person. Dies entspricht der inneren Vitalität, völlig unabhängig vom jeweiligen Alter. Die Spannkraft zeigt uns den Energiezustand, in dem sich der gesamte Körper befindet. Die Innenrotation deutet auf die Beweglichkeit nach innen, zu sich selbst hin. Die Außenrotation zeigt, wie weit man sich nach außen öffnet.

Es ist möglich, die Beweglichkeit des Sprunggelenks zu messen und zu vergleichen. Halte mit einer Hand das Bein an der Ferse fest und führe mit der anderen Hand am Fuß eine Außen- und eine Innenrotation durch. Das heißt, du drehst den Fuß soweit wie möglich nach außen und nach innen. Ist der Fuß gut beweglich? Oder weniger gut?

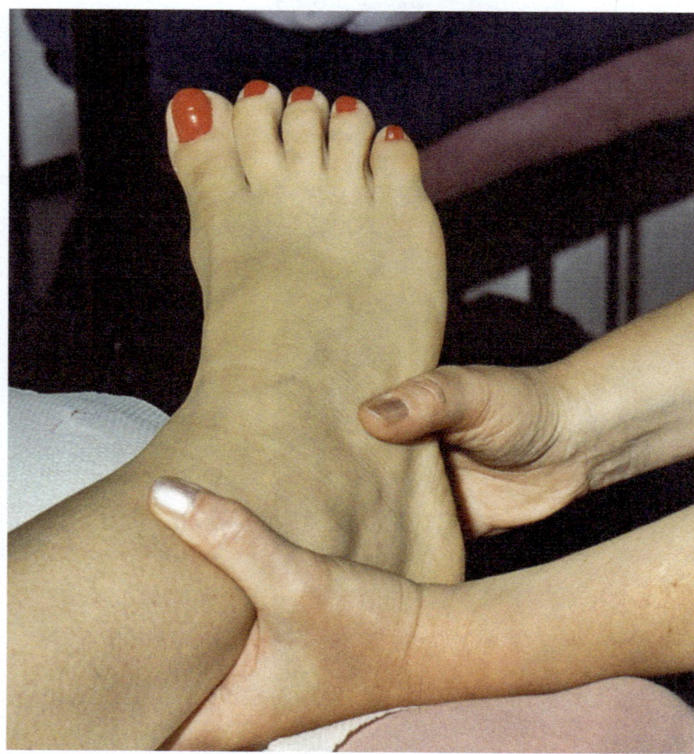

So prüfst du die Beweglichkeit des Tonus im Sprunggelenk.

Eine andere Möglichkeit besteht darin, den Fuß sehr langsam und soweit wie möglich nach innen und nach außen kreisen zu lassen. Wie locker ist das Kreisen? Knackt es in der Bewegung?

Bitte achte auch auf eine frühere Verletzung oder eine eventuelle Verstauchung des Gelenks. Beide können den Tonus beeinflussen.

Unbeweglich, hart, eckig

Menschen mit einem solchen Fußtonus sind in ihrem Verhalten festgefahren und wenig flexibel. Sie haben Mühe Neues aufzunehmen, sich zu verändern und sich anzupassen. Die Selbstkontrolle ist meist sehr groß. Die Betreffenden halten an alten Verhaltensmustern und Zuständen fest – aus Angst, sie könnten die Selbstbeherrschung verlieren.

Auf der anderen Seite haben solche Menschen oft auch die Fähigkeit auszuharren. Wenn sie von etwas überzeugt sind, dann bleiben sie dabei. Dabei kann ihr Verhalten oft sehr hartnäckig sein. Körperlich entspricht das dem Bereich des Nackens, mit dem die Betroffenen oft Probleme haben. Meist handelt es sich um Menschen, die auch im hohen Alter große Vitalität und Lebenskraft besitzen.

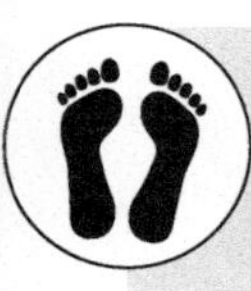

Tipp:
Lass öfter mal die Füße kreisen – wie im 12. Kapitel auf S. 167 beschrieben.

Die Beweglichkeit der Zehen

Aus der Fußreflexzonenmassage ist bekannt, dass die Reflexzonen am Grundgelenk der Großzehen dem Nackenbereich entsprechen. Deshalb entspricht das Kreisen der Großzehe dem Kreisen des Kopfes. Wenn ich bei einer Fußreflexzonenmassage zum ersten Mal die Großzehe mit der

Hand kreisen lasse, bin ich immer sehr gespannt darauf, wie locker die Zehe ist (vgl. hierzu 12. Kapitel, Fußübung Hallux valgus, S. 174).

Bei manchen Menschen ist die Zehe überdurchschnittlich locker und beweglich. Bei anderen ist die Beweglichkeit eingeschränkt. Man hört ein Knacken oder es tut einfach weh. Prinzipiell sind auch hier Unterschiede zwischen dem linken und dem rechten Fuß möglich. Ein Hallux valgus ist meist nicht locker und beweglich. Oft ist die Bewegung zur Mitte hin eingeschränkt.

Das Kreisen und Ziehen der Großzehe tut sehr gut. Die meisten Menschen spüren unmittelbar ein Wärmegefühl und ein Kribbeln im Nackenbereich – verspannte Muskeln werden gelockert.

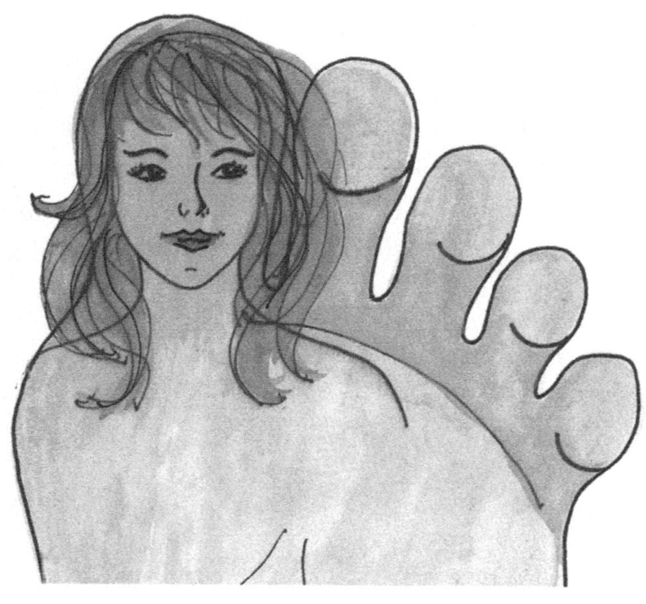

Die Großzehe entspricht dem Kopf und dem Nacken.

Zeichnung: Heilrun Schröder

Locker und beweglich

Es ist möglich, die Großzehe in weitem Radius locker kreisen zu lassen. Menschen, die das können, haben in der Regel auch einen lockeren und unverkrampften Nacken. Kopf und Nacken sind dann gut beweglich. Die Person ist flexibel und nicht sehr hartnäckig. Sie leistet selten Widerstand.

Eingeschränkte Beweglichkeit

Ist die Großzehe nur in einem kleinen Radius beweglich, deutet das darauf hin, dass auch das Kreisen des Nackens eingeschränkt ist. Die Person ist nicht sehr flexibel.

Durch Schmerzen eingeschränkte Beweglichkeit

In diesem Fall ist das Kreisen der Großzehe stark eingeschränkt und schmerzhaft. Die Nackenmuskulatur ist so gut wie immer verspannt bzw. die Person leidet unter Problemen mit dem Nacken. Jedes Schmerzempfinden schreit nach liebevoller Behandlung und Energie. Das sanfte Kreisenlassen der Großzehe tut in diesem Fall sehr gut und sollte so oft wie möglich durchgeführt werden. Zu fragen ist aber auch: In welchem Bereich reagiert die Person hartnäckig und unflexibel?

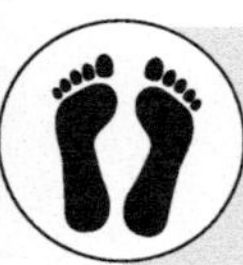

Tipp:
Loslassen, sich entspannen lernen und Vertrauen schenken. Da der Nackenbereich mit dem Darm zusammenhängt, kann auch der Darm verspannt sein. Verdauungsprobleme sind in diesem Zusammenhang nicht selten.

Durch Ablagerungen eingeschränkte Beweglichkeit

Wenn es beim Kreisenlassen knackt, deutet das auf Ablagerungen hin. Das bedeutet, im Bereich des Nackens u.a. befinden sich Verkalkungen und Ablagerungen von Stoffwechselprodukten und Schlackenstoffen.

6. Kapitel
Der Sichtbefund

Die Geist-Seele-Körper-Einteilung

Vergleich rechter und linker Fuß

Was die Größe der Füße über den Menschen aussagt

Die Bedeutung der Elemente

Die Form des Fußes

»Der Körper ist die Übersetzung der Seele ins Sichtbare.«

Christian Morgenstern
deutscher Dichter
(1871 – 1914)

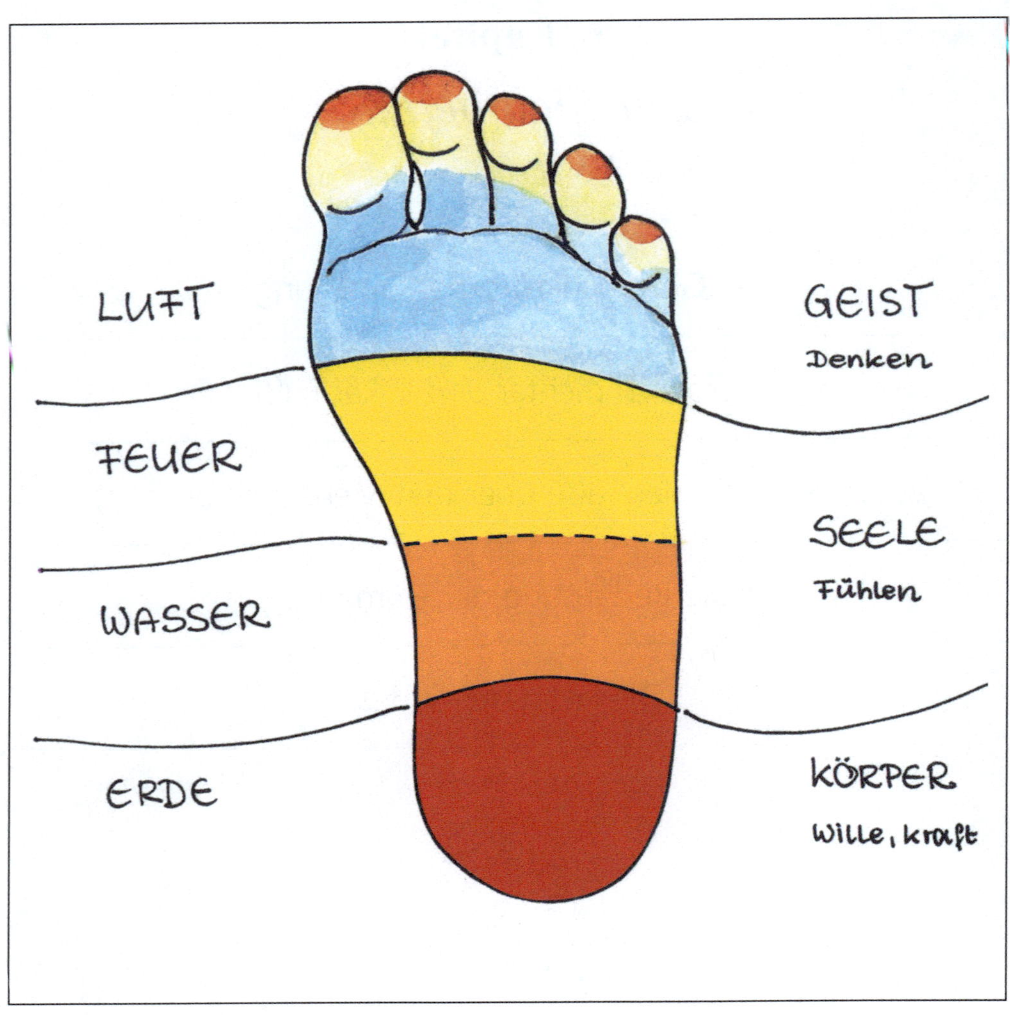

Die drei Bereiche Geist, Seele und Körper sind meistens unterschiedlich ausgeprägt. So können Menschen z. B. eine große oder eine kleine Ferse haben. Bei manchen ist der Mittelteil besonders stark, bei anderen wiederum sind die drei Bereiche gleich groß.

Zeichnung: Heilrun Schröder

Geist-Seele-Körper-Einteilung

In welchem Verhältnis Körper, Geist und Seele zueinanderstehen, lässt sich anhand der Größe der jeweiligen Bereiche erkennen. Länge und Breite sind wichtig.

Der geistige Bereich (G) wird vor allem den Zehen zugeordnet. Die Größe misst man von der Zehenspitze bis zum Grundgelenk der Großzehe.

Der seelische Bereich (S) wird dem Mittelfuß zugeordnet und entspricht den Reflexzonen der Verdauung (Bauch) sowie den inneren Organen. Dieser Bereich ist am stärksten geschützt: Er befindet sich im Inneren des Fußes, in seiner Wölbung. Normalerweise berühren wir mit diesem Teil nicht den Boden, d. h. wir belasten diesen Bereich nicht. Deshalb sollten wir in dieser Zone auch keine Hornhaut haben. Manchmal können wir dort allerdings Ekzeme erkennen – meist um den Solarplexus und den Magenbereich angesiedelt. Für die betreffende Person bedeutet das, dass sie sich in einer Stress-Situation befindet und äußerst nervös ist.

Der körperliche Bereich (K) wird der Ferse zugeordnet. Diese entspricht dem Becken, d. h. der Lebens-, der Sexual- und der Willenskraft. Beispiel: Ein trotziges Kind stampft immer mit der Ferse auf, aber niemals mit den Zehen.

Folgende Fragen sind daher sehr aufschlussreich:

- Wie ist die Hautbeschaffenheit?
- Befindet sich hier viel Hornhaut? Sind eventuell sogar Schrunden am Fersenrand sichtbar? Dann ist dieser Bereich sehr belastet und die Energie kann nicht frei fließen.

Wichtig: Miss nun die Länge aller drei Bereiche und vergleiche diese miteinander. Der längste Bereich ist der dominierende und zeigt die Stärken und Fähigkeiten der Person. Der zweitlängste Bereich nimmt Einfluss und der kürzeste ordnet sich unter. Zwei Beispiele: Hat ein Mensch lange Zehen, ist er ein Kopfmensch. Ist der Gefühlsbereich sehr lang, ist er ein Bauchmensch.

Wichtig: Wer in Harmonie mit sich selbst leben möchte, sollte vor allem den schwächsten Bereich fördern. Frage dich: Wie ist die Umsetzung im Alltag?

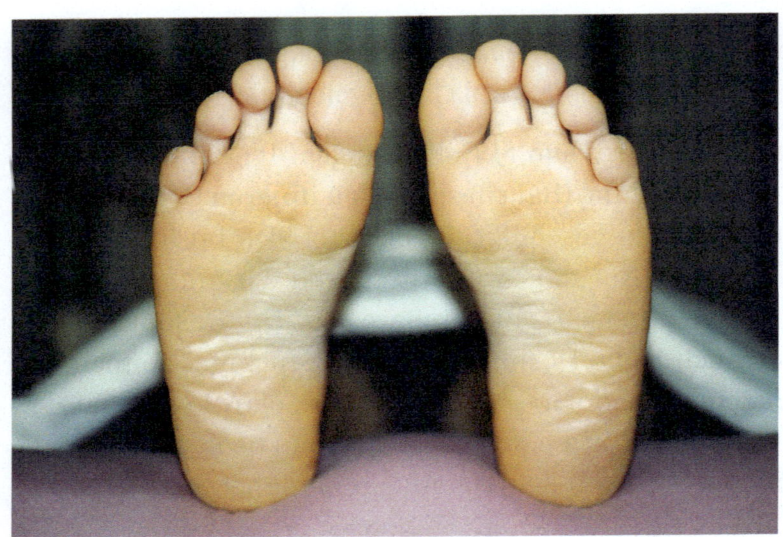

Frau, 43 Jahre. *An diesen Füßen lässt sich erkennen, dass Geist, Körper und Seele in einem ausgeglichenen Verhältnis zueinander stehen.*

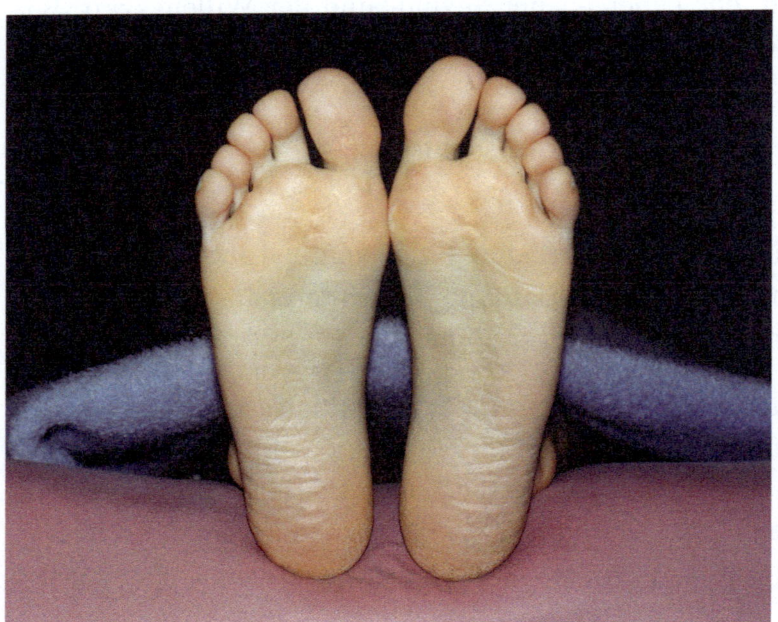

Frau, 30 Jahre. *Hier ist der Seelenbereich stark ausgeprägt. Die Person leidet unter Magen-Darm-Beschwerden.*

Vergleich rechter und linker Fuß

Der rechte Fuß wird den Yang-Qualitäten zugeordnet, der linke Fuß den Yin-Qualitäten. Wir können die Füße in eine Außenseite mit Yang-Qualitäten und in eine Innenseite mit Yin-Qualitäten unterteilen. Rechter und linker Fuß zeigen somit verschiedene Eigenschaften und werden auch zeitlich unterschiedlich betrachtet.

Am linken Fuß erkennen wir, was an Anlagen vorhanden ist. Der rechte Fuß verrät dagegen, was aus diesen Anlagen geworden ist bzw. wie sie sich entwickelt haben – d.h. er zeigt den momentanen Ist-Zustand. Durch den Vergleich von linkem und rechtem Fuß lassen sich also sehr gut Veränderungen oder Entwicklungen nachvollziehen.

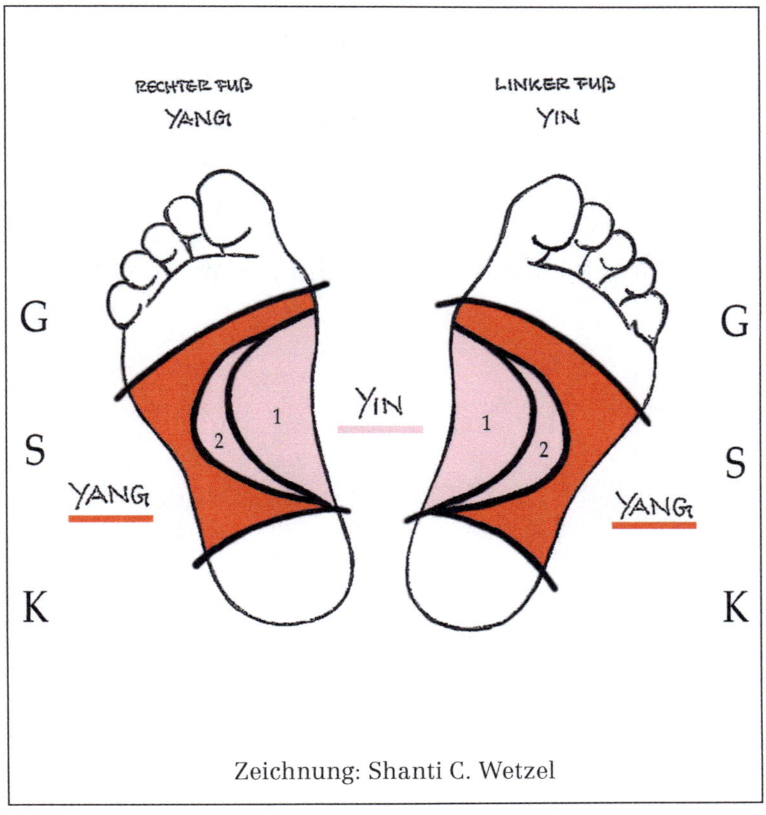

Zeichnung: Shanti C. Wetzel

1 = mittelgroßer Yin-Bereich
2 = großer Yin-Bereich

G = Geist
S = Seele
K = Körper

Halten wir die wichtigsten Punkte fest:

- Reflexzonen können rechts und links unterschiedlich sein. Entsprechend verschieden ist ihre Bedeutung.
- Auch die Hautbeschaffenheit kann rechts und links unterschiedlich sein, z. B. durch Hühneraugen oder Druckstellen.
- Strukturen und Formen können sich rechts und links unterscheiden, etwa wenn ein Hallux valgus am linken Fuß stärker ausgeprägt ist. Das bedeutet, dass die Person diese Veränderung schon sehr lange mit sich trägt (das reicht oft bis ins Kindes- bzw. Jugendalter zurück). Heute passt sich die Person weniger an.
- Bei den meisten Menschen sind linker und rechter Fuß unterschiedlich lang. Dies ist auch an den Schuhen sichtbar. Ist der linke Fuß größer, ist die Gefühlsseite betonter. Interessant ist in diesem Zusammenhang auch der Gang eines Menschen. Setzt er die Füße gerade oder eher nach außen? Siehe hierzu auch das 11. Kapitel (S. 157f.). Mit welchem Fuß geht er zuerst?
- Zehenlänge und -form können rechts und links unterschiedlich sein.

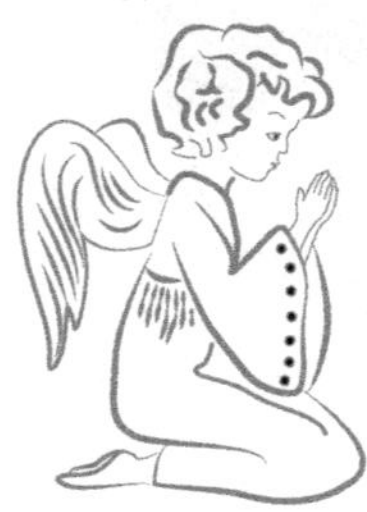

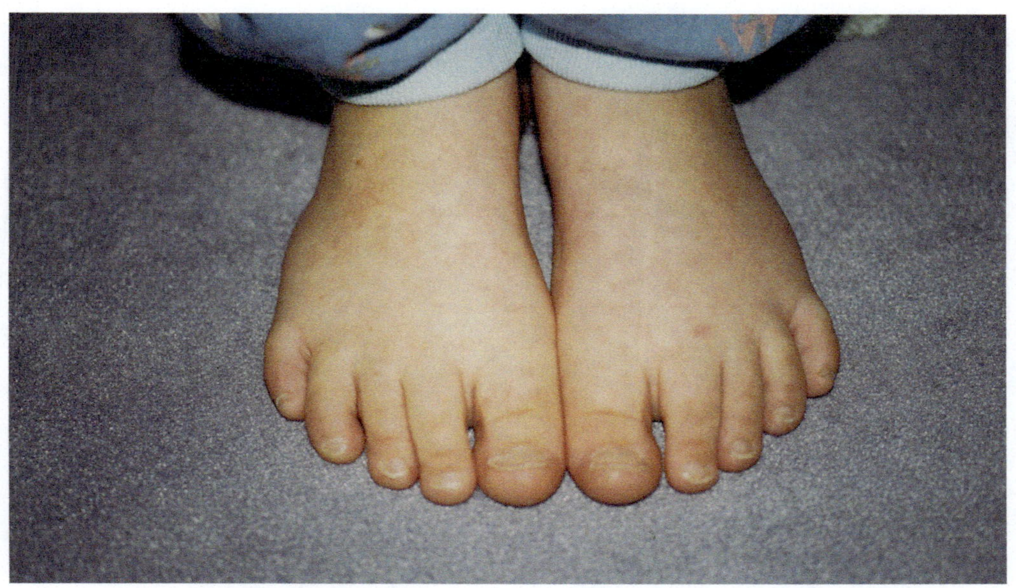

Mädchen, 4 ½ Jahre. *Linker und rechter Fuß sind sehr ausgeglichen.*

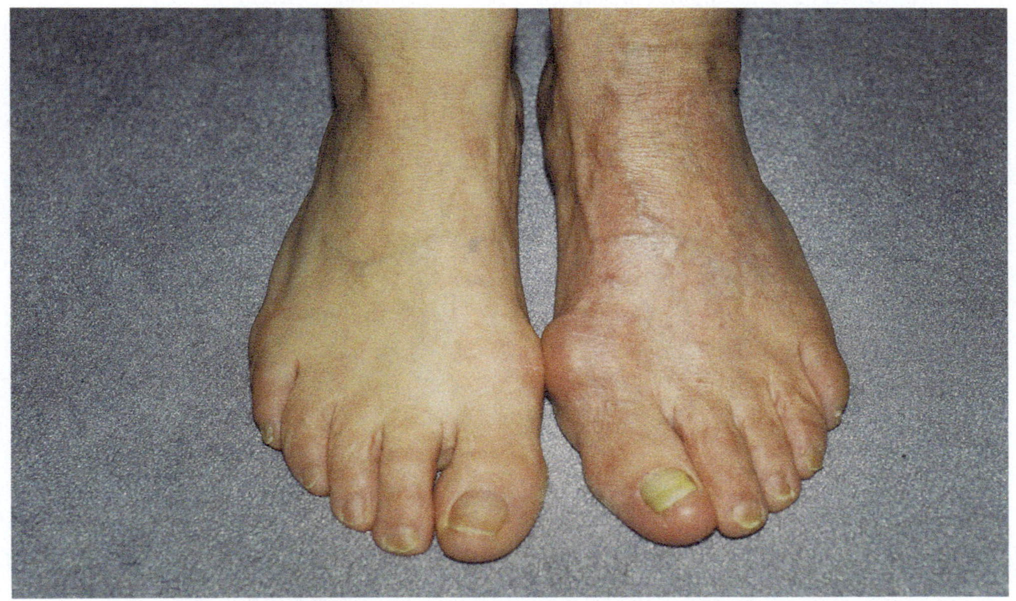

Frau, 48 Jahre. *Linker und rechter Fuß sind sehr unterschiedlich. Bedeutung: Die Person passt sich heute weniger an als früher und kann stärker ihren eigenen Weg gehen.*

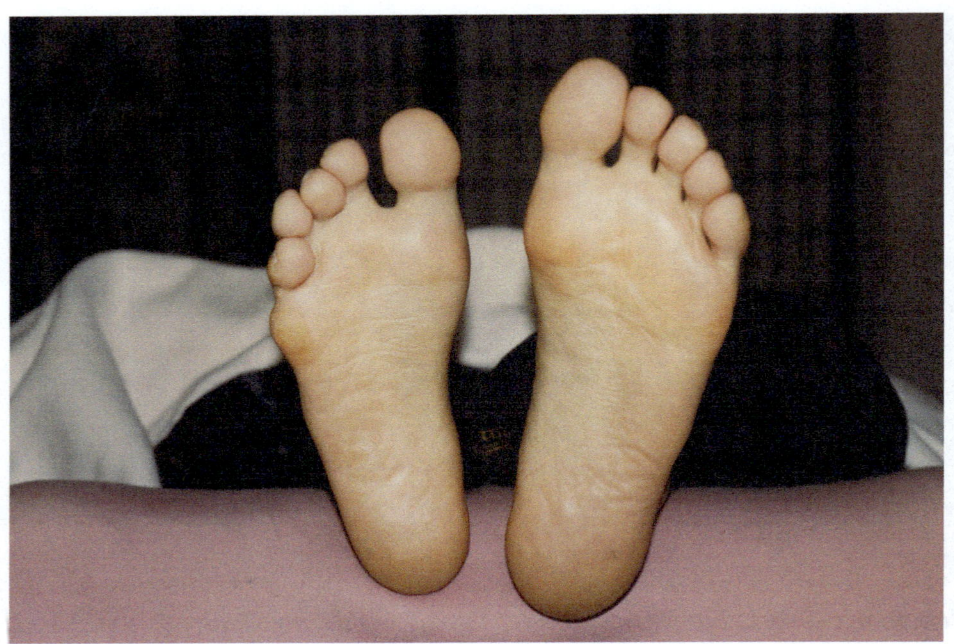

Mann, 29 Jahre. *Bei diesen Füßen ist der Größenunterschied angeboren, da es sich um eine Missbildung handelt.*

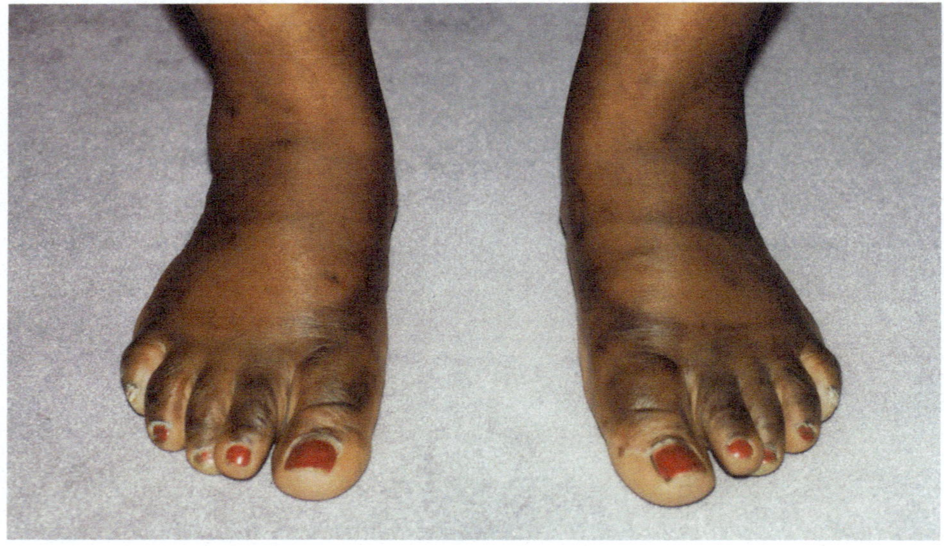

Frau, 36 Jahre. *Das Element Erde überwiegt, die physische Kraft ist sichtbar: breite Füße, breite Zehen, Senkfuß.*

Was die Größe der Füße über den Menschen aussagt

Betrachte die Größe der Füße im Vergleich zur Körpergröße. Frage nach der Schuhgröße und vergleiche dann. Die Füße sollten ähnlich proportioniert sein wie die Hände. So sind z. B. bei langen Zehen auch die Finger lang, bei kurzen Zehen die Finger entsprechend kurz. Interessant ist, dass bei gleicher Schuhgröße die Körpergröße unterschiedlich sein kann. Konkret: Wenn die Schuhgröße auffallend klein ist, hat die betreffende Person zu wenig Erde. Ist die Schuhgröße dagegen überdurchschnittlich groß, besitzt die Person viel Erde.

Wichtig: Je größer die Füße sind, um so mehr Bodenkontakt hat die betreffende Person. Das bedeutet, der Bereich des Elements Erde ist stark ausgeprägt, die Person steht mit beiden Beinen fest auf dem Boden. Für eine ganzheitliche Betrachtung ist aber immer die Berücksichtigung aller Eigenschaften des Fußes von Bedeutung.

Die Bedeutung der Elemente

Wie stark und in welchem Verhältnis ein Mensch von den vier Elementen Erde, Wasser, Luft und Feuer geprägt ist, lässt sich gut am Fuß ablesen. Was ein Zuviel oder ein Zuwenig der einzelnen Elemente bedeutet, zeigen die ab der nächsten Seite folgenden Übersichten..

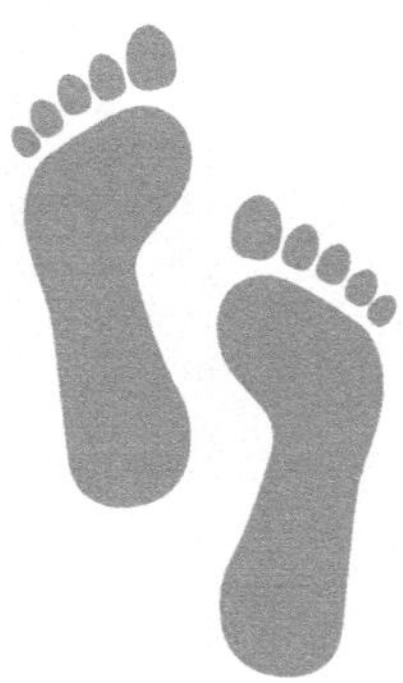

Element Erde

Die Kraft des Erdelements wirkt in der Welt der Formen. Sie führt in Körper- und Alltagswirklichkeit, schenkt Gesundheit, Realitätssinn und fördert die Auseinandersetzung mit der äußeren Welt, in der wir leben.

Harmonisches Erdelement

- Dinge gestalten
- Verwurzelung
- Sinn für Strukturen
- Dauerhaftigkeit
- Substanz
- Äußerer Reichtum
- Körperlichkeit
- physische Kraft
- Geduld
- Ruhe
- Durchhaltevermögen
- Beharrlichkeit
- Liebe zur Natur
- Sicherheit, Geborgenheit

Zu viel Erde

- Schwere
- Unbeweglichkeit
- Starrheit
- Festhalten
- Schlechte Haltung
- Faulheit
- Phlegma

Zu wenig Erde

- mangelnde Fähigkeit zur Struktur
- kaum Körpergefühl
- zu wenig Wurzeln
- zu wenig zentriert
- mangelnde Beharrlichkeit
- mangelnder Realitätssinn

Element Luft

Durch das Luftelement entsteht ein Raum, der die Qualitäten von Einsicht, Übersicht und Klarheit verstärkt. Eine leichte spielerische Atmosphäre baut sich auf, in der es einfach ist, die Gedanken kreativ wandern zu lassen und Klarheit zu erlangen.

Harmonisches Luftelement

- Beweglichkeit
- Flexibilität
- Übersicht
- Klarheit
- Einsicht
- Intelligenz
- Wachheit
- Vielfalt
- Kommunikationsfähigkeit
- Weite
- Freiheit
- Heiterkeit
- Humor
- Leichtigkeit
- Wissen
- Verstehen

Zu viel Luft	Zu wenig Luft
• Fantasterei	• engstirnig
• Kritiksucht	• ideologisch fixiert
• Grübelei	• eindimensional
	• humorlos
	• phantasielos

Element Wasser

Das Element Wasser führt in das Reich von Gefühl und Sensibilität. Hier wird ein akustischer Raum geschaffen, der es ermöglicht, sich tiefer in sein Inneres fallen zu lassen.

Harmonisches Wasserelement	
• Gefühle genießen	• Hingabe
• Fähigkeit zur Erlebnistiefe	• Loslassen
• Sensibilität	• Zulassen
• Nähe	• Verletzlichkeit
• Wärme	• ästhetisches Empfinden
• Mütterlichkeit	• Sexualität (Yin-Aspekt)
• Verschmelzen	• Mitgefühl

Zu viel Wasser	**Zu wenig Wasser**
• Gefühlsblockaden (Wut, Panik, Angst, Erstarrung)	• Gefühlsarmut
• Sucht	• Härte
• Depression	• Unsensibilität
• Tagträumerei	• mangelndes Zulassen
	• keine Hingabe

Element Feuer

Das Element Feuer führt uns an die Schwelle zur Welt der Taten. Es stimuliert das Selbstbewusstsein, die Freude und die Dynamik. Dadurch wird es einfacher, in Kontakt mit der eigenen inneren Stärke zu treten, um intensiver zu leben.

Harmonisches Feuerelement	
• Aktion	• Dynamik
• Stärke	• Bewegung
• Kraft	• Intensität
• Mut	• Tatkraft
• Durchsetzungsvermögen	• Freude
• Souveränität	

Zu viel Feuer	**Zu wenig Feuer**
• Unbeherrschtheit	• Schwäche
• Jähzorn	• Lethargie
• Egoismus	• Erschöpfung
• Machthunger	• Durchsetzungsschwäche
• Destruktivität	• Minderwertigkeitsgefühle
• Dominanz	

Die Form des Fußes

Die Form des Fußes sollte harmonisch sein und bezogen auf den gesamten Körper proportional ausgewogen. Grundsätzlich unterscheidet man:

- breite Füße
- schmale Füße
- auffallende, nicht harmonische Füße (z. B. eckig, kantig)

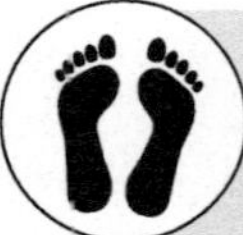

Tipp:
Stelle deine Füße auf ein großes Blatt Papier und fahre mit einem Bleistift die Konturen nach. So erhältst du ein Abbild deiner Füße. Wo sind Disharmonien? Was ist auffällig und weshalb? In welchem Bereich (Geist-Körper-Seele, rechts oder links) befinden sich diese Stellen?

Schmale lange Füße deuten auf eine hohe Sensibilität hin, auf Feinheit und Empfindsamkeit. Dabei dominiert das Wasserelement, d. h. der Gefühlsbereich ist relativ stark.

Bei sehr breiten Füßen – und wenn die Ferse lang und breit ist – ist das Erdelement stark ausgeprägt. Dies weist auf große physische Kraft und Stärke hin.

Die Orthopädie unterscheidet außerdem sogenannte Formvarianten wie:

- Knickfuß
- Senkfuß
- Plattfuß

Bei diesen Formvarianten ist das Erdelement ebenfalls verstärkt. Sie werden im 10. Kapitel (S. 145ff.) genauer erläutert.

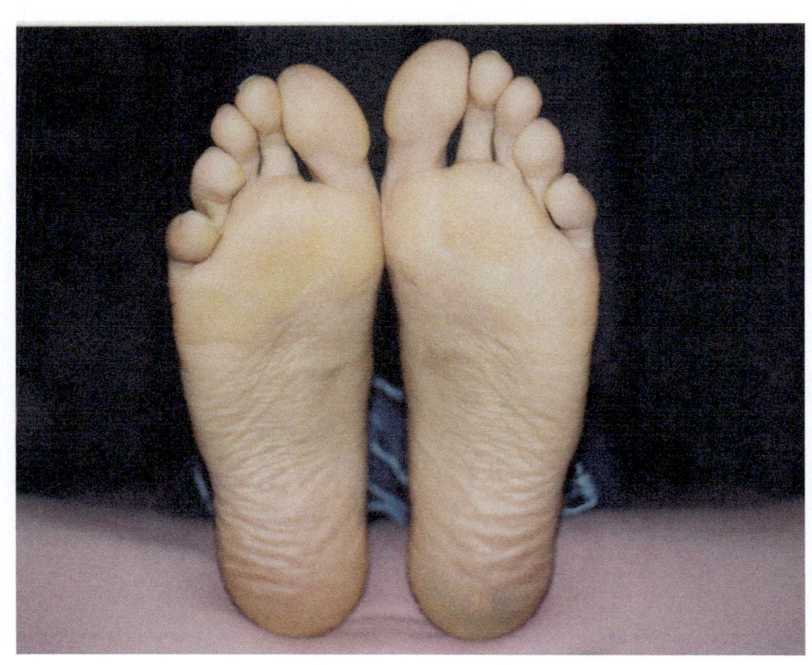

Mann, 50 Jahre. *Lange schmale Füße – ein Zeichen großer Sensibilität*

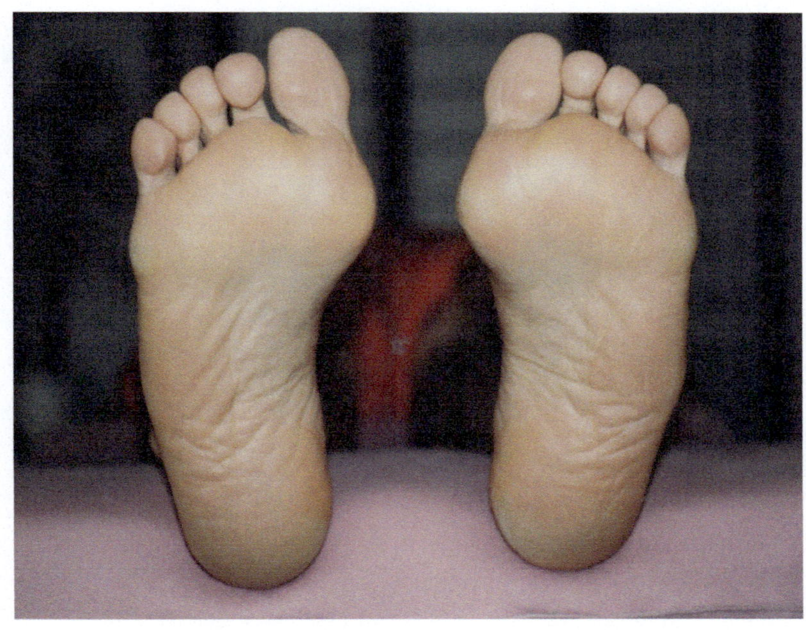

Mann, 47 Jahre. *Breite Spreizfüße mit betonter Außenkante. Bedeutung: große Belastung des gesamten Schultergürtelbereichs*

7. Kapitel
Struktur und Tonus des Fußes

Von Überbeinen und Verdickungen

Der Tonus – elastisch, gespannt oder kraftlos?

Die Hornhaut als Schutzschicht und Belastung

Wie sieht eine gesunde Gewichtsverteilung aus?

»Die Wüste kennt nur,
wer sie zu Fuß
durchquert.«

Hans Kudszus
deutscher Schriftsteller
(1901 – 1977)

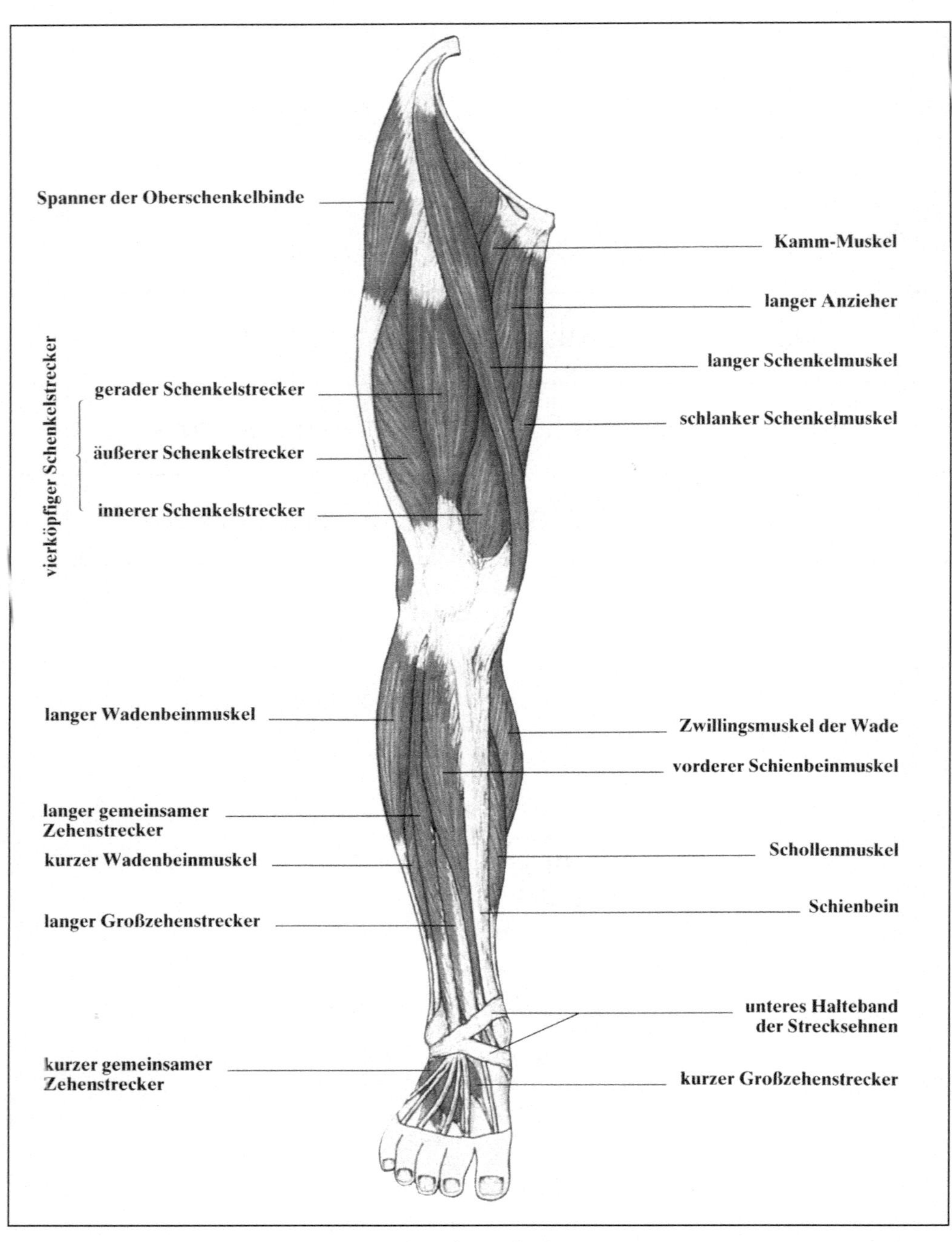

Die Bein- und Fußmuskulatur von vorn

Abb. aus Hellmut Ruck: Das Buch der Fußpflege. Schömberg, 10. Auflage 2000

Von Überbeinen und Verdickungen

Die Struktur des Fußes sollte fließend und nicht auffällig sein. Dann ist der Fuß harmonisch und gesund. Disharmonische Strukturen sind z. B. vorspringende Knochen oder Wölbungen.

Beispiel Überbein (Exostose)

Hierbei handelt es sich um eine Knochenwucherung des Fersenbeins am Ansatz der Achillessehne. Das bedeutet, die Person hat die Neigung, ›mehr‹ sein zu wollen, als sie ist.

Beispiel Verdickungen

Gemeint sind kleine Verdickungen oder Körner von etwa 2 mm Durchmesser. Diese sind oft an der Innen- oder Außenseite des Knöchels zu sehen (= Beckenbereich). Sie weisen auf Gefühlsknoten hin, die nicht erlaubte oder als unerträglich empfundene Emotionen speichern. Werden diese Verdickungen gelöst, entlastet dies den betreffenden Menschen seelisch. Das Auftreten dieses Phänomens ist übrigens oft in den Wechseljahren zu beobachten.

Der Tonus – elastisch, gespannt oder kraftlos?

Unter einem Tonus versteht man den Spannungszustand eines Gewebes oder Organs. Besonders gut lässt sich der Tonus an der Fußsohle beobachten. Durch die Stärke des Tonus am Fuß zeigt sich die Energieverteilung – entsprechend zum ganzen Körper.

Grundsätzlich unterscheidet man drei Tonus-Stärken:

- gespannt (hyperton)
- normal (elastisch)
- kraftlos (hypoton)

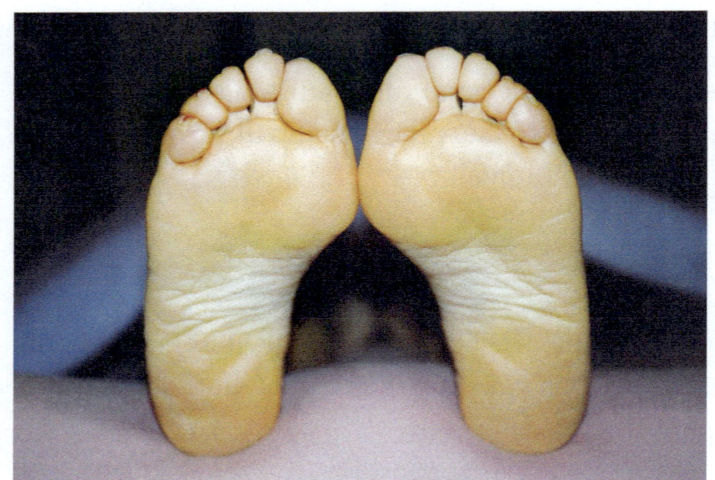

Frau, 63 Jahre. *Mit gespanntem (hypertonem) Tonus v. a. am Vorfuß.*

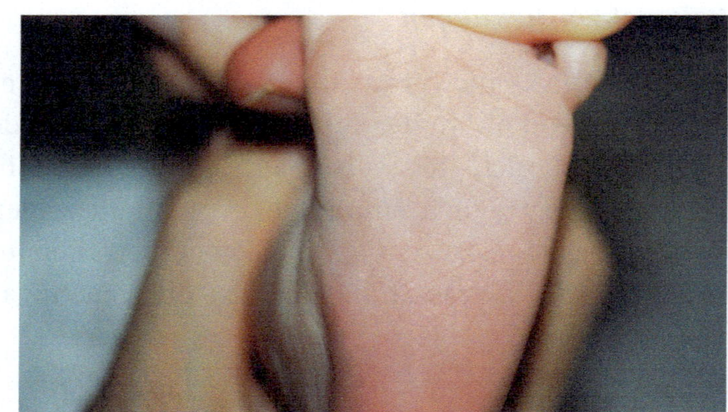

Baby, vier Monate. *Normal elastische Füße.*

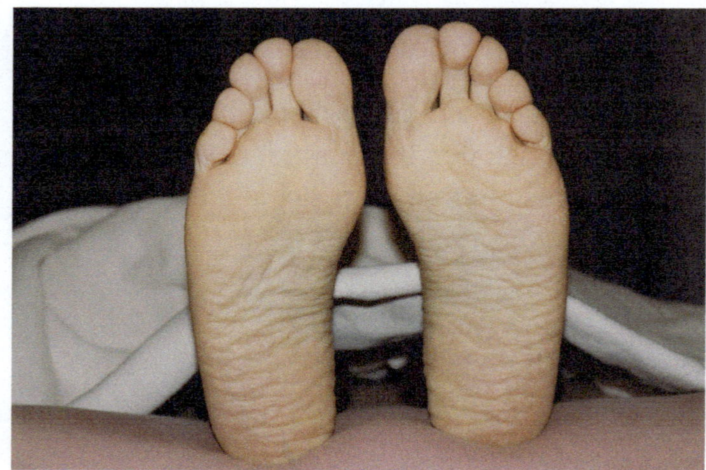

Mann, 53 Jahre. *Kraftlose (hypotone) Füße. Er hat sehr viele Falten, auch auf der Ferse.*

Gespannter Tonus (hyperton)

Bei einem gespannten oder hypertonen Tonus fließt zu viel Energie, dies führt zu einer Stauung oder Blockade. Das lässt sich meist am Vorfuß erkennen. So ist z. B. ein Spreizfuß meist hyperton. Die Konsistenz des Gewebes fühlt sich gespannt oder hart an. Bei einem Spreizfuß wird der Fuß in diesem Bereich belastet und bildet daher Hornhaut. Je stärker die Hornhautbildung ist, desto stärker ist die Belastung.

Ein Fuß mit hypertonem Tonus deutet auf einen angespannten, verkrampften Menschen mit großer innerer Spannkraft. Oft sind Schultergürtel- und Kopf-Nackenbereich verspannt. Die Person muss lernen, sich zu entspannen und loszulassen.

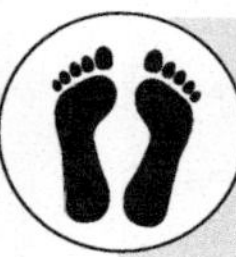

Tipp:
Einem Menschen mit hypertonem Tonus tut es gut zu entspannen und zu lernen, wie man loslässt. Die entsprechenden Reflexzonen sind deshalb zu beruhigen.

Normaler Tonus (elastisch)

Bei einem normalen gesunden Tonus ist das Gewebe elastisch. Das sieht man z.B. an einem Kinderfuß. Hier sind in der Regel keine Querfalten zu erkennen, allenfalls einige wenige im seelischen Bereich.

Kraftloser Tonus (hypoton)

Hier fließt zu wenig Energie. Die Zone ist kraftlos (hypoton). Auf der Haut bilden sich Querfalten, die meist am Mittelfuß oder an der Ferse vorkommen. Sind außerdem ›Pölsterchen‹ oder Verdickungen vorhanden, liegen die Probleme oft auch im Darm- oder Blasenbereich. Das bedeutet, dass die Organe der entsprechenden Zone zu wenig arbeiten. So ist z.B. der Darm träge, die betreffende Person leidet unter Verstopfung.

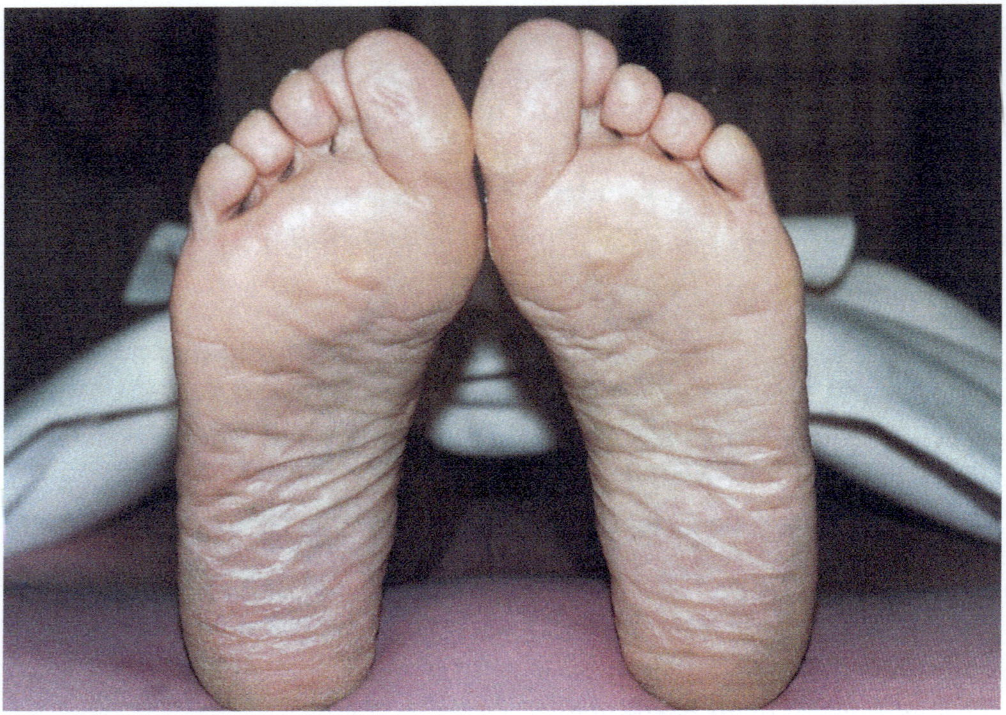

Frau,
78 Jahre.
Mit kraftlosem Tonus und pergamentartiger Haut.

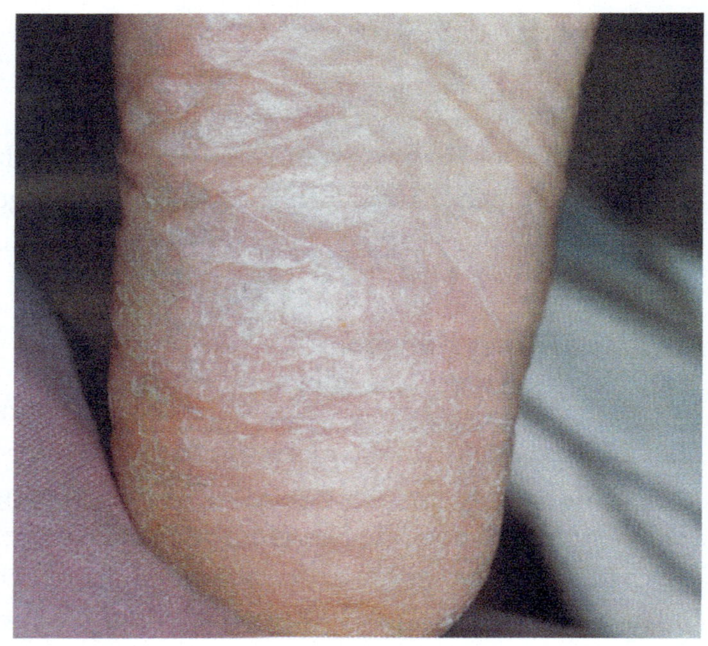

Die Konsistenz bei einem kraftlosen Tonus fühlt sich sehr weich und fleischig an. Die Haut kann durch den Mangel an Energiefluss eine milchig weiße Färbung haben.

Ein Fuß mit hypotonem Tonus deutet auf einen Menschen mit wenig Vitalität und innerer Spannkraft. Das gibt es häufiger bei älteren Menschen. Die Person kann sehr flexibel und anpassungsfähig sein und geht Konflikten aus dem Weg. Sie ist wenig aktiv und ergreift kaum die Initiative. Es fehlen Motivation und Aktivitäten.

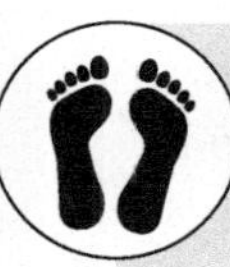

Tipp:
Die entsprechenden Reflexzonen sind zu aktivieren. Die betreffende Person braucht wieder Kraft und Energie. Sowohl Ruhe als auch Bewegung können gut tun.

Die Hornhaut als Schutzschicht und Belastung

Die Hornhaut ist die äußerste Schicht der Epidermis (Oberhaut). Sie besteht aus toten Zellen, den sogenannten Hornzellen. Viel Hornhaut wird durch eine zu starke Proliferation – also Wucherung – verursacht. Mediziner sprechen dann von Hyperkeratose. Diese kann durch die Belastung der Füße beim Gehen oder Stehen, aber auch durch drückende Schuhe verursacht werden.

Betrachte jeweils

- die Lokalisation: partiell, bestimmter Bereich oder ganzer Fuß?
- die Dicke: viel, stark oder wenig?
- die Oberfläche: glatt oder voller Risse und Schrunden?

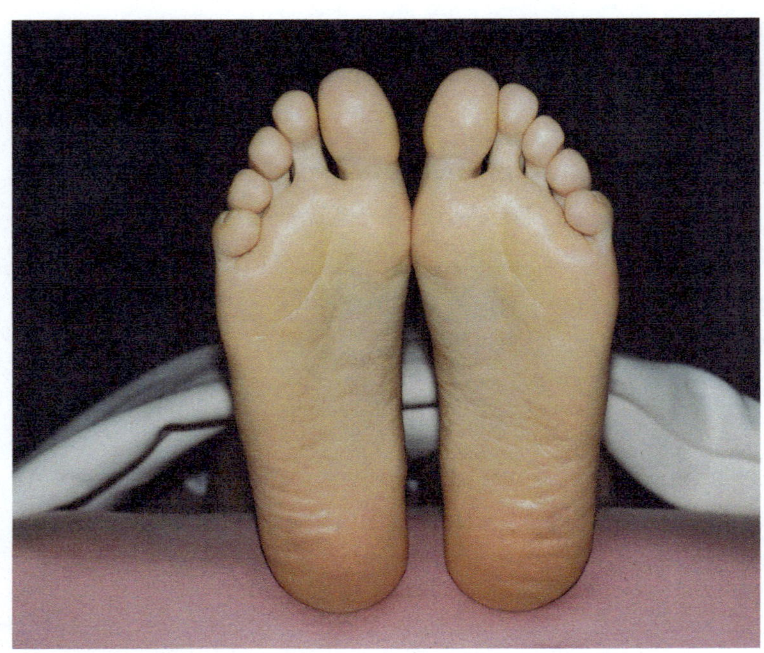

Frau, 42 Jahre. *Ihre Füße sind fast glatt, haben nur wenig Hornhaut. Bedeutung: sehr große Sensibilität und Offenheit.*

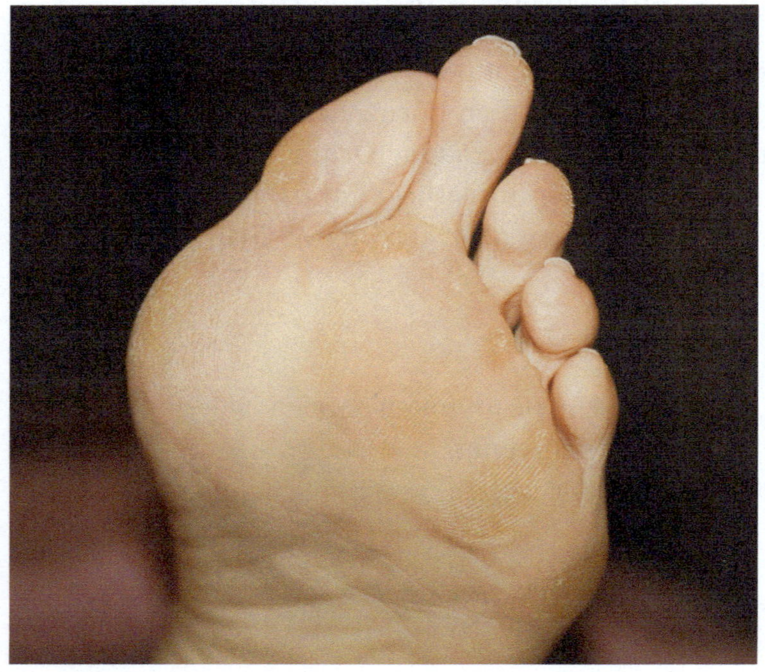

Frau, 49 Jahre. *Die ausgeprägte Hornhaut auf diesem Spreizfuß mit Hallux valgus deutet auf Verhärtungen und Belastungen des Schultergürtels. Der Herzbereich ist blockiert (Ballen).*

Die Hornhaut zeigt den Aspekt des Bewusstseins, der unsere äußere Schutzschicht gegen die Umwelt und die Menschen um uns herum darstellt. Sie steht für den Schutz und die Abhärtung der jeweiligen Person. Dies bedeutet, dass der Betreffende einen Schutz aufbaut, um einerseits von außen kommende Verletzungen u.a. nicht mehr so stark zu spüren und um andererseits das Innen nicht nach Außen zu kehren, d. h. keine Gefühle zu zeigen.

Die Durchlässigkeit der Haut ist herabgesetzt und dadurch auch die Sensibilität der Person. Dieser Schutz ist wie ein Panzer. Die Person verschließt sich. Die Energie ist in diesem Bereich blockiert und oft ist auch die Atmung nicht sehr gut. Die entsprechenden Reflexzonen sind belastet und nicht frei. Denn die Hornhaut ist nicht nur eine Schutzschicht, sondern zeigt auch eine Belastung.

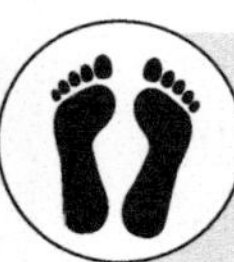

Tipp:
Regelmäßiges Abschmirgeln und anschließendes Eincremen der betroffenen Stellen führt zwar nicht zum Verschwinden der Hornhaut, ist aber dennoch eine Erleichterung für den Betreffenden. Das Gehen wird dadurch angenehmer und leichter.

Weshalb braucht die Person diesen Schutz? Oft sind es Ängste, Unsicherheiten oder vorherige Erfahrungen der Verletztheit und Verletzbarkeit, die hemmen. Der Bereich der Hornhaut am Fuß zeigt uns, wo die Belastungen liegen. Der Fuß sollte deshalb unter den folgenden Kriterien betrachtet werden:

- Was braucht die Person?
- In diesem Bereich wird viel Energie und Kraft zurückgehalten.
- Geduld, Verständnis und Liebe sind nötig, um diese Bereiche zu öffnen und wieder weicher, sensibler zu werden.
- Diese Zonen müssen beruhigt und entspannt werden.

- Ganz wichtig ist die Unterstützung durch Liebe, um die blockierten Gefühle wieder zuzulassen.
- Das Erkennen der Ursachen bietet außerdem die Möglichkeit zu wachsen, um alte Ängste und Unsicherheiten zu überwinden.
- Es ist zudem wichtig, die Körperhaltung der Person zu betrachten und eventuell zu ändern. Es spielt auch eine Rolle, wie die Füße beim Gehen belastet werden.
- Ist ein harmonisches Abrollen der Füße gegeben? Bestimmte Fußvarianten führen zu vermehrter Hornhaut, wie etwa der Spreizfuß.

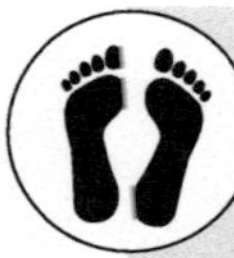

Tipp:
Betrachte den Bereich der Hornhaut entsprechend der Einteilung in Lokalisation, Dicke und Oberfläche sowie den entsprechenden Körperbereich anhand der Reflexzoneneinteilung. So kannst du sehr viel über den betreffenden Menschen erfahren, z. B. über seinen Gefühlsbereich. Ist die Person sensibel, verschlossen, sehr offen oder herzlich? Beachte vor allem die Ballen, die dem Herzbereich entsprechen.

Wie sieht eine gesunde Gewichtsverteilung aus?

Das Körpergewicht ruht auf drei Stützpunkten – dem Fußballen, dem Kleinzehenballen und der Ferse. Wenig Hornhaut in diesen Bereichen entspricht einer natürlichen Belastung.

Bildet sich hingegen Hornhaut außerhalb dieser drei Zonen, deutet das immer auf eine Fehlbelastung hin.

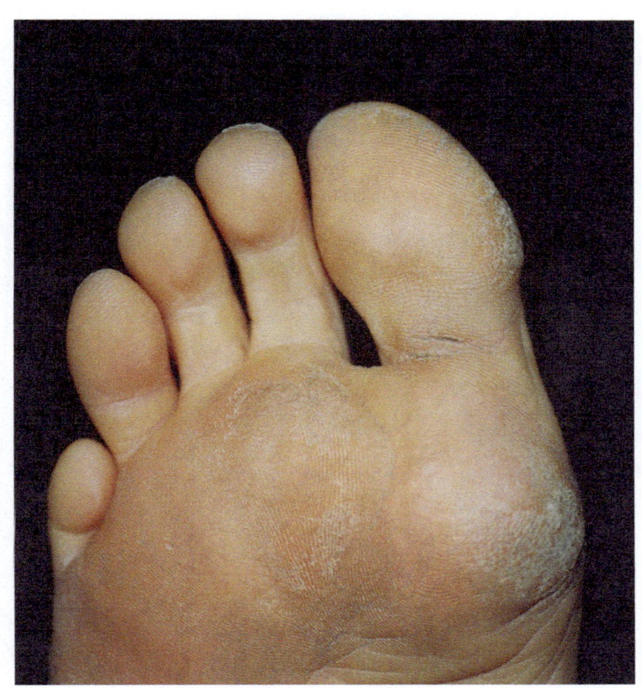

Mann, 65 Jahre.
Ein Fuß mit viel Hornhaut. Der Betreffende will sich schützen, hat Beziehungsprobleme. Der Herzbereich ist verschlossen. Verspannungen im Nacken- und Schulterbereich.

Frau, 45 Jahre.
Füße mit viel Hornhaut im äußeren (männlichen) Yang-Bereich. Der Yin-Anteil ist sehr klein. Das bedeutet, die Person lebt vor allem den Yang-(= aktiven äußeren) Bereich, der aber sehr belastet ist.

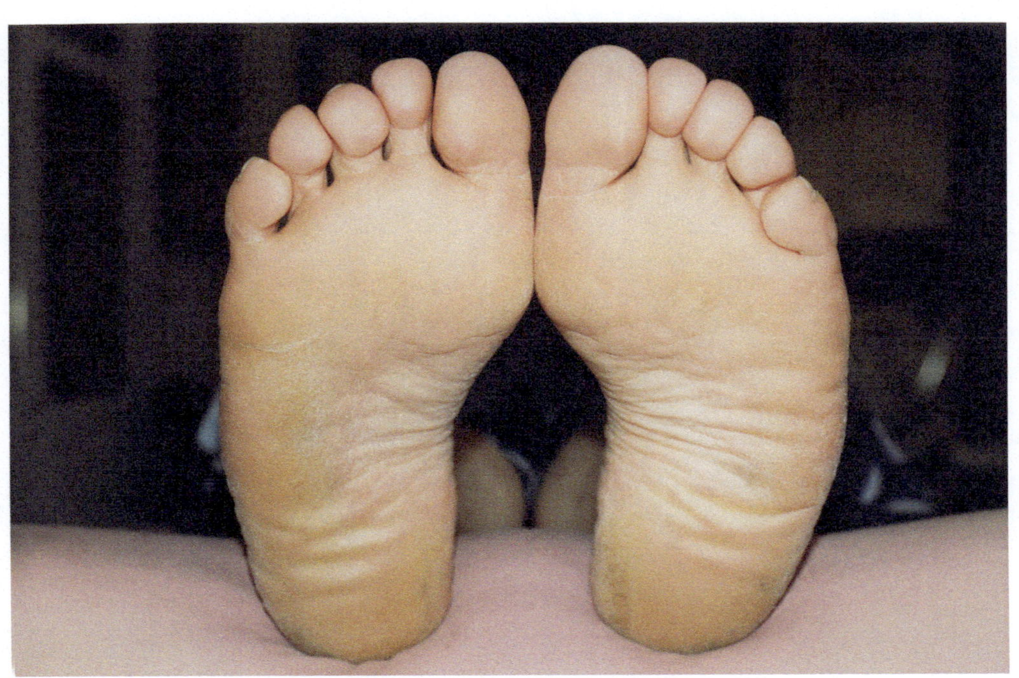

8. Kapitel

Was du an der Form der Zehen erkennen kannst

Die klassische Typeneinteilung

Die Bedeutung der einzelnen Zehen

Länge, Form, Stellung und Richtung der Zehen

Hammerzehen, Krallenzehen und Hallux valgus

Die verschiedenen Formen der Zehenspitzen

Der Kontakt der Zehen untereinander

»Der bequemste Standort ist prinzipiell der auf den Zehen des politischen Gegners..«

George Clemenceau,
französischer Staatsmann
(1841 – 1929)

Frau,
35 Jahre.
Ägyptische Fußform.

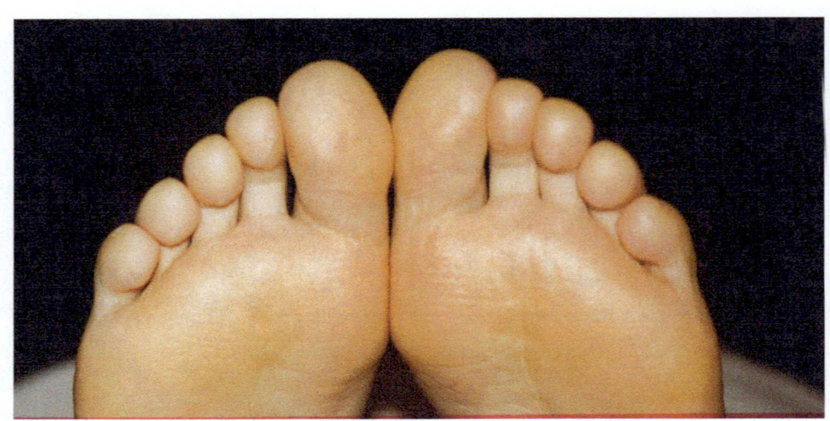

Frau,
43 Jahre.
Griechische Fußform.

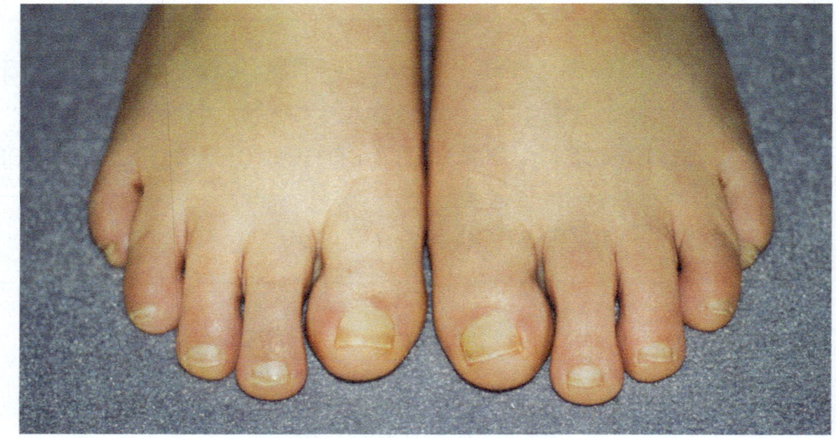

Frau,
41 Jahre.
Rechteckige Fußform.

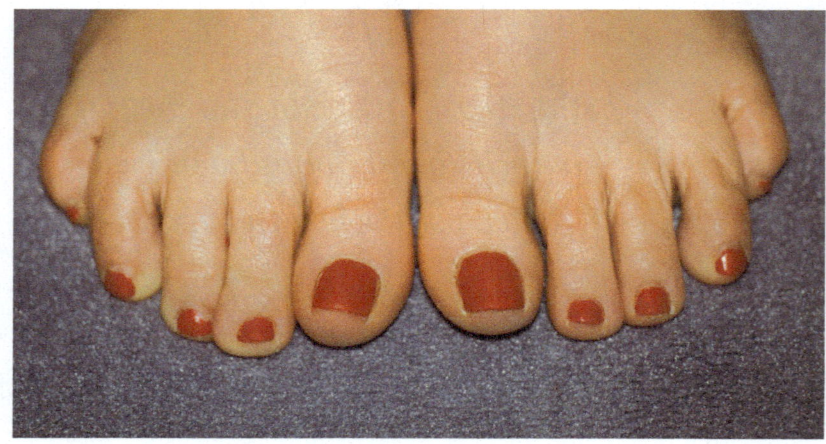

Die klassische Typeneinteilung

Was den Vorfuß und die Zehen betrifft, so unterscheidet man grundsätzlich drei Formen:

- Bei der ägyptischen Fußform ist die Großzehe länger als alle anderen Zehen.
- Bei der griechischen Fußform ist die 2. Zehe am längsten.
- Bei der rechteckigen Fußform sind 1. und 2. Zehe gleich lang.

Sind die Zehen wie Perlen aneinandergereiht, zeigt dies Harmonie (vgl. Zeichnung auf Seite 103). Ist eine Zehe länger oder kürzer geformt, ergibt sich ein disharmonischer Eindruck. Je disharmonischer ein Fuß erscheint, um so mehr Blockaden sind oder waren vorhanden – je nachdem, ob es sich um den linken Fuß (= Vergangenheit) oder den rechten Fuß (= Gegenwart) handelt.

Je geringer der Abstand zwischen den Zehen, desto besser ist der Kontakt – und um so besser und schneller kann die Energie fließen.

Eine wichtige Bedeutung kommt der Länge der Großzehe zu. Ist diese länger als die anderen Zehen, so können die Energien von der Kleinzehe her sehr gut in die Großzehe fließen und haben dort genügend Raum, um sich zu entfalten. Umgekehrt verhält es sich bei einer kleineren Großzehe. So ist bei der griechischen Fußform wenig Raum für die Entfaltung der Energien gegeben. Dadurch entsteht oft ein Chaos bzw. die Person ist überfordert und kann nicht alles umsetzen.

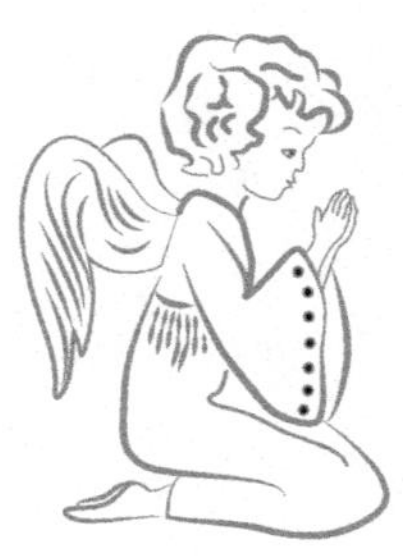

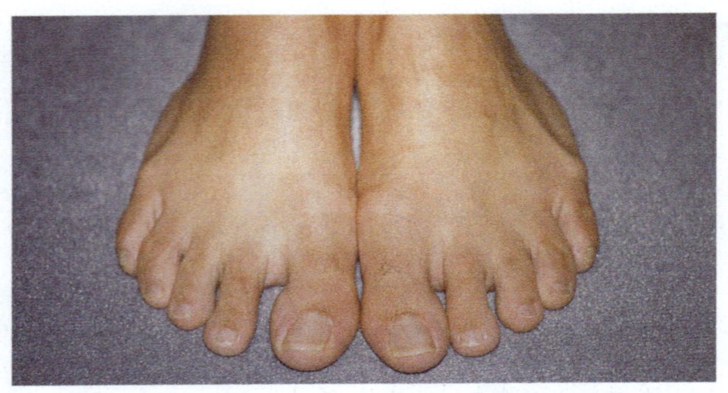

Frau, 41 Jahre.
Ein harmonischer Zehenbogen.

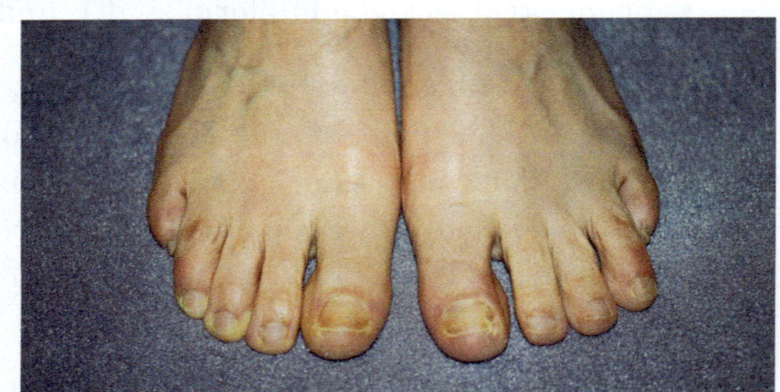

Frau, 45 Jahre.
Disharmonischer Zehenbogen. Die 4. Zehe ist zu lang bzw. die Kleinzehe zu kurz.

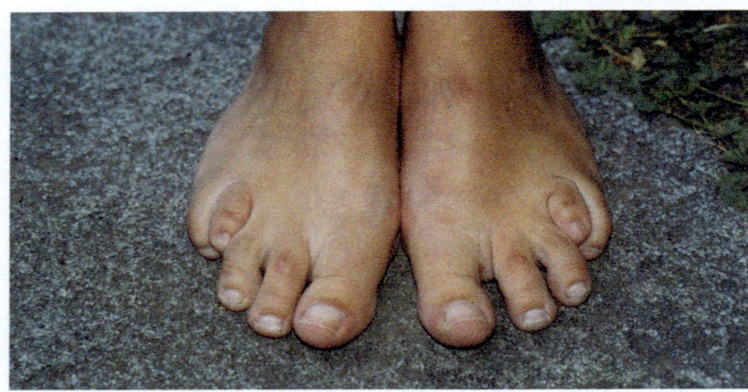

Frau, 38 Jahre.
Die 4. Zehe (Sakral-Chakra) ist zurückversetzt. Die Person hat Probleme mit dem Loslassen und kann sich nicht aus dem Bauch heraus entscheiden.

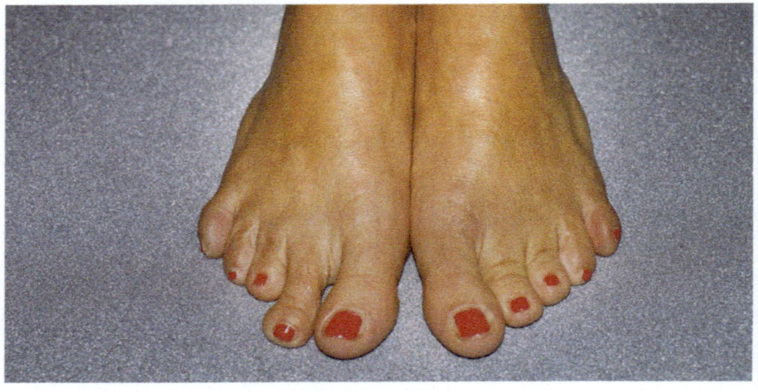

Frau, 39 Jahre.
Sehr disharmonischer rechter Fuß.

Die Bedeutung der einzelnen Zehen

Da wir sieben Chakren und fünf Zehen haben, wird der Großzehe das Hals-, Stirn- und Scheitel-Chakra zugeordnet.*

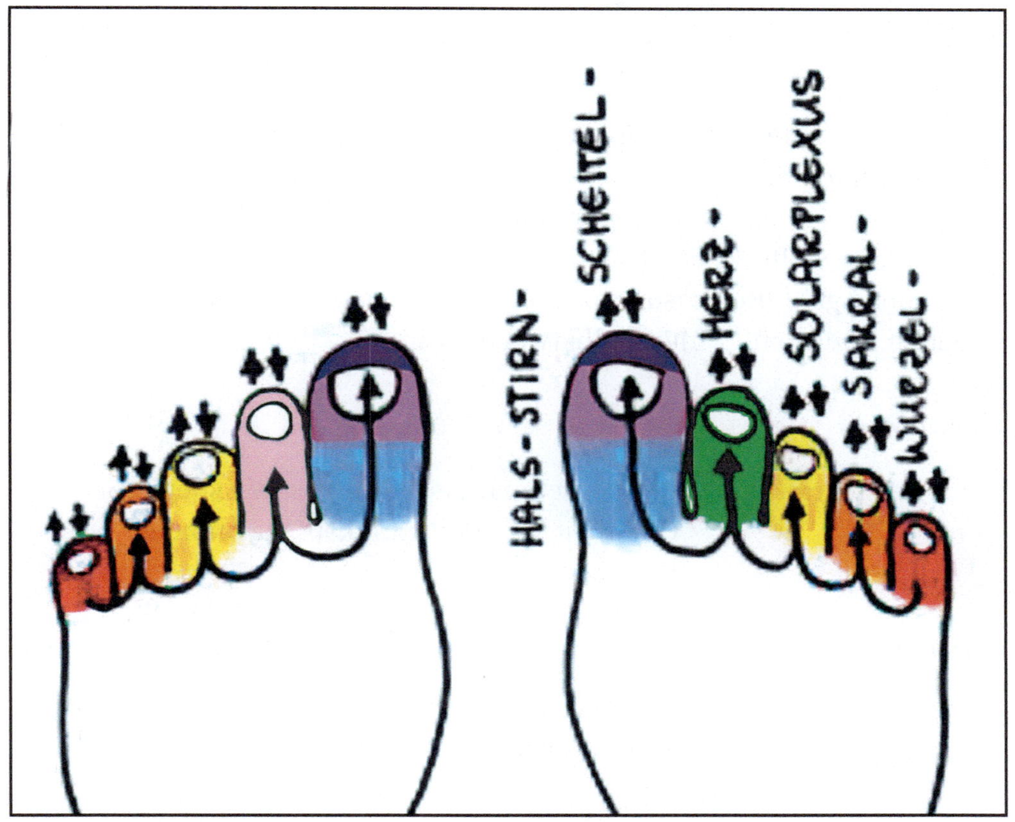

Hier verläuft der äußere Zehenbogen schön harmonisch.

Zeichnung: Heilrun Schröder

---

* Mehr zu den Chakren in dem Buch von Shanti C. Wetzel: Was Zehen über Persönlichkeit und Gesundheit verraten. Die Zehen und die Chakren. Haag+Herchen, Hanau 2022

Erste Zehe / Großzehe

Kronen- oder Scheitel-Chakra:	Verbundenheit mit dem Licht, dem Göttlichen, den Engeln, universelles Bewusstsein, Einheit
Stirn-Chakra:	Intuition
Hals-Chakra:	Mitteilungsfähigkeit, sich frei ausdrücken

Die Großzehe steht für Führungsqualitäten, Organisationstalent, Präsentation nach außen, für den Willen, die Durchsetzungskraft, die Entfaltung der eigenen Fähigkeiten, das Beschreiten des eigenen Weges. Je gerader die Stellung der Großzehe ist (d.h. keine Achsenabweichung), desto mehr geht die Person ihren eigenen Seelenweg, kann sich gut entscheiden und verfügt über Selbstwertgefühl.

Zweite Zehe

Herz-Chakra:	eigene Bedürfnisse, Neugier, Wissbegierde, Offenheit, Kontaktfähigkeit, Harmoniebestreben, Liebe

Dritte Zehe

Solarplexus:	Freiheit, Persönlichkeit, Macht, eigene Kraft, Stimmungslage (vegetatives Nervensystem)

Vierte Zehe

Sakral-Chakra:	Darm, Loslassen, Gefühle, Sinnlichkeit, Kreativität

Fünfte Zehe / Kleinzehe

Wurzel-Chakra:	Sicherheit, Geborgenheit, Urvertrauen, Lebensenergie (Sexualenergie)

Länge, Form, Stellung und Richtung der Zehen

An den nachfolgenden Kriterien kannst du viele Eigenschaften der Person genauer erkennen, sie können auch bei Berufs- oder Partnerwahl hilfreich sein. Sehr spannend!
Frage dich: Passen deine Füße zu deiner beruflichen Tätigkeit? Gehst du deinen eigenen (Seelen-)Weg?

Die Länge

Sehr lange Zehen

- stehen symbolhaft für ›lange Leitung‹
- deuten auf Konzentrationsfähigkeit
- die Person arbeitet gerne exakt und genau bis ins kleinste Detail
- der Denker, Theoretiker
- ist nur eine Zehe auffallend lang, ist die Funktion (bzw. das entsprechende Chakra) dieser Zehe besonders ausgeprägt, d. h. es besteht in diesem Bereich viel Stärke und ein großes Potential.

Sehr kurze Zehen

- der Praktiker, der Handelnde
- die Person ist spontan, reagiert schnell, evt. impulsiv
- die Person ist unkompliziert
- ist nur eine Zehe auffallend kurz, so ist die Funktion dieser Zehe abgeschwächt, d.h. dieser Bereich ordnet sich unter, es besteht nur eine kleine Anlage.
- ist die Großzehe sehr kurz, so kann das auf mangelnde Organisationsfähigkeit und ein schlechtes Entscheidungsvermögen hinweisen (vgl. griechische Fußform, S. 100 und 101).

Normal lange Zehen

- Theoretische und praktische Talente halten sich die Waage.

Die Länge ist natürlich immer proportional zur Fußgröße zu sehen.

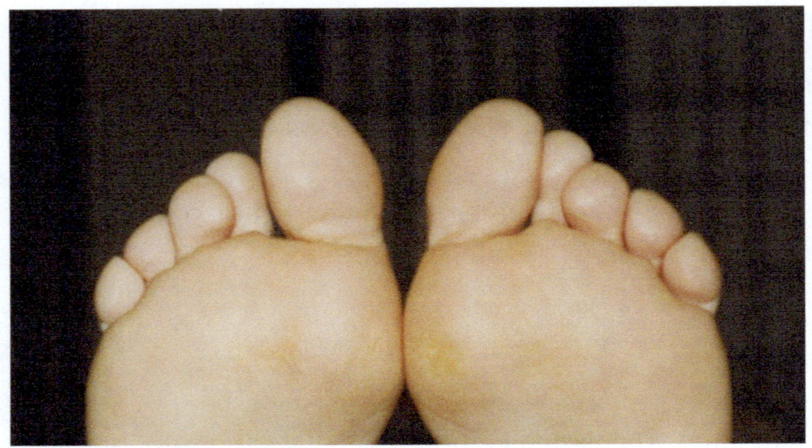

Frau, 55 Jahre. *Sehr kurze Zehen mit kurzem Zehenhals, die Zehen sind sehr angespannt.*

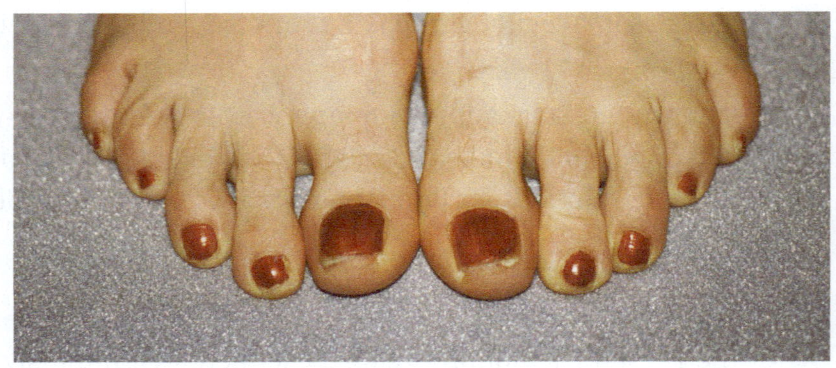

Frau, 47 Jahre. *Sehr lange und dünne Zehen.*

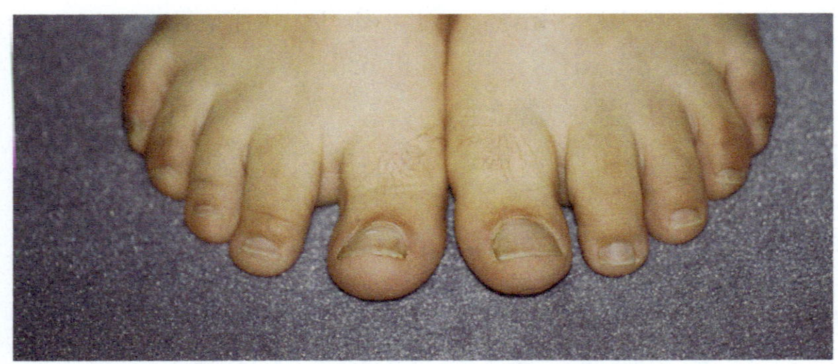

Frau, 31 Jahre. *Kurze und dicke Zehen.*

Die Form

Sehr dünne Zehen

- In diesem Bereich fließt wenig Energie und Kraft.
- Die Person ist feingliedrig.
- Sinn für das Schöne, Ästhetische
- Die Person lässt die Energien – bzw. das, was sie nach außen gibt – gezielt und dosiert fließen, was sehr angenehm für ihre Umgebung ist.

Sehr dicke Zehen

- In diesem Bereich fließt viel Energie und Kraft.
- Grob, kräftig, erdig
- Oft sind dicke Zehen auch kürzer. Begabung für das Praktische, die Person ist zupackend.

Die Stellung

Gestreckte Zehen

- Die Energien können frei fließen.
- Selbstentfaltung ist möglich.

Angezogene Zehen (Hammerzehen oder Krallenzehen)

- Die Energien können nicht frei fließen, sie werden blockiert.
- Die Person hält ihre Gefühle zurück, möchte diese am liebsten in den Boden abfließen lassen.
- Die Person hat zu wenig Sicherheit, zu wenig Boden unter den Füßen und möchte sich deshalb stärker festhalten (vgl. auch S. 111f.)

Gedrehte Zehen

- Die Energien können nicht direkt und spontan fließen.
- Die Person erreicht ihr Ziel auf Umwegen, ist wenig offen (indirektes Verhalten).
- Diese Variante kommt häufig bei Klein- oder Großzehen vor.
- Gut zu erkennen ist dies am gedrehten Nagel.

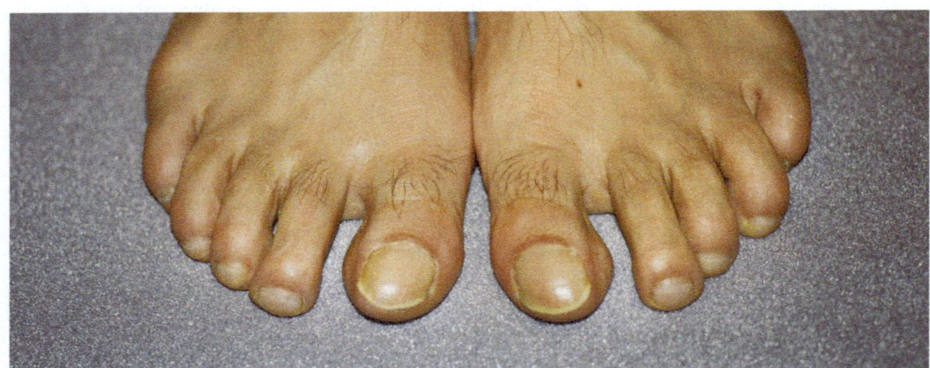

Mann, 44 Jahre. *Die Zehen sind angezogen = Hammerzehen.*

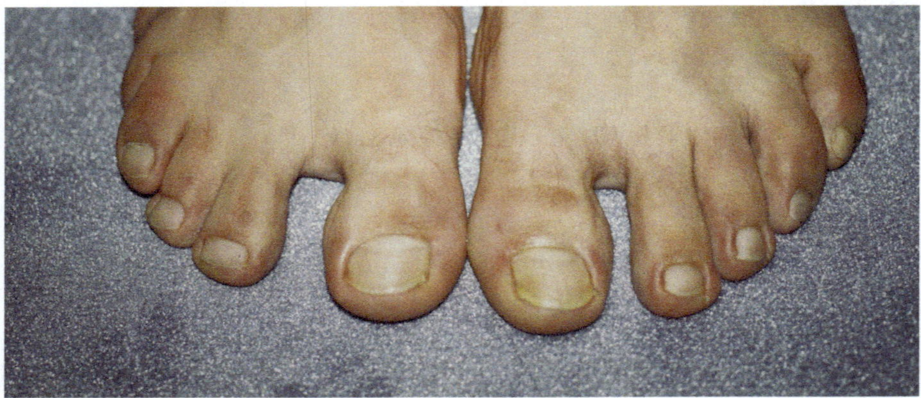

Mann, 30 Jahre. *Die 4. und 5. Zehe am linken Fuß ist gedreht, der rechte Fuß ist eine Missbildung.*

Die Richtung

Harmonische Zehen sind gerade, gestreckt und berühren den Boden. Betrachten Sie die Füße von Babies oder Kleinkindern. Alle Zehen sind noch schön gerade und nicht angezogen. Sie wurden auch noch nicht in schlechtes Schuhwerk gepresst. Auch die Großzehe ist in der Regel lang und gerade.

Gerade Zehen

- Diese Zehen sind harmonisch.
- Hier fließt die Energie frei.

Krumme Zehen

- Hier wird die Richtung der Energien geändert.
- Die Energien können nicht frei fließen.
- Am häufigsten ist die Abweichung nach außen (lateral). Eine solche Abweichung fängt immer langsam an, Ursache ist die Fehlbelastung der Muskeln.
- Sehr häufig ist die laterale Abweichung der Großzehe. Man spricht dann vom Hallux valgus (vgl. S. 113f.).
- Häufig ist auch die 2. Zehe oder nur deren Endglied betroffen. Bedeutung: Die Zehe steht unter Druck der anderen Zehen und kann sich nicht frei entfalten. Die Funktion wird unterdrückt und kommt zu kurz. Die Person passt sich an Andere und die Umwelt an. Es besteht eine sehr starke Belastung, die Person steht unter ständigem Druck.
- Die Gefühlszehen sind meistens zur Mitte (medial) gebogen. Das bedeutet, dass die Person ihre Gefühle für sich behalten will und diese nicht gerne nach außen lebt.

Die Lage

Hier gibt es vor allem eine Besonderheit zu beachten. So spricht man von einer sogenannten ›Träumerzehe‹, wenn das letzte Glied einer Zehe nach oben gebogen ist. Die Zehe berührt dann den Boden nicht mehr. Das bedeutet, dass die betreffende Person die Tendenz hat, vom Boden und der Realität wegzugehen. Das ist häufig bei der Großzehe zu sehen, kann aber auch bei den anderen Zehen vorkommen, häufig bei der Kleinzehe. Es gibt jedoch auch eine positive Bedeutung: Personen mit dieser Ausprägung an der Großzehe haben eine ausgeprägte Anlage für das Spirituelle. So sind Träumerzehen häufig bei medial veranlagten Menschen zu sehen.

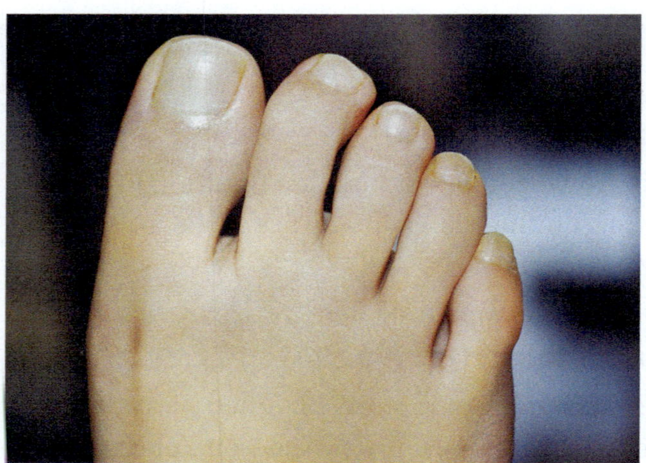

Frau, 29 Jahre.
Die 2. Zehe steht unter Druck, das Endglied ist nach außen gebogen. Die Person setzt sich selbst unter Druck.

Frau, 43 Jahre.
Die letzten Glieder der beiden Großzehen berühren den Boden nicht mehr – man spricht dann von einer ›Träumerzehe‹.

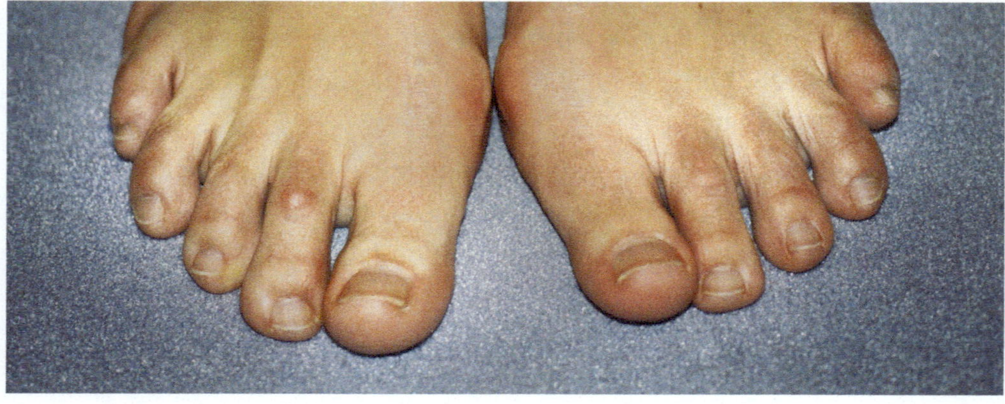

Hammerzehen, Krallenzehen und Hallux valgus

Hammerzehen

Hier werden die Zehen übermäßig stark angezogen. Der Vorgang beginnt allmählich mit einer zu starken häufigen Fehlbelastung der Zehenbeuger (Flexorenmuskeln). Wenn dies mit der Zeit zu einer Gewohnheit geworden ist, verkürzen sich die Muskeln und die Sehnen werden am Fußrücken sichtbar. Diese Verkürzung nennt man Kontraktur. Die Zehen deformieren sich. Sie krallen sich am Boden fest und verkürzen sich. Durch diese Entwicklung können sie weder ihre Funktion als Abstoßer noch als Federung wahrnehmen.

In übertragenem Sinn bedeuten Hammerzehen:

- Die Energien werden blockiert. Die Person möchte sie in den Boden abfließen lassen und sich zurückziehen.
- Allgemein bedeutet dies Spannung und Stress intellektueller Art.
- Charakteristisch ist ein verkrampftes, von der Außenwelt zurückgezogenes Denkschema. Es fließt nicht frei, sondern macht komplizierte Umwege.
- Die Person ist unsicher und ängstlich, will sich an etwas festhalten.
- Der Zustand ist bereits zu einer Gewohnheit geworden (Dauerzustand). Die Person ist sich dessen nicht mehr bewusst, obwohl sie dafür unnötig muskuläre Kraft braucht.
- Es bestehen zahlreiche Ängste, die Person hat kein großes Selbstwertgefühl.
- Die Person hat früher besondere Erfahrungen gemacht (je nach dem Alter der Hammerzehe). Ihre Umgebung hat sich dominant,

autoritär, in jedem Fall unterdrückend verhalten. Nun ist es der Schuh, der drückt und eine Druckstelle hinterlässt.

- Die Person wurde in der Eigenentwicklung gehemmt.
- Die Art der Belastung hängt davon ab, welche Zehe betroffen ist.

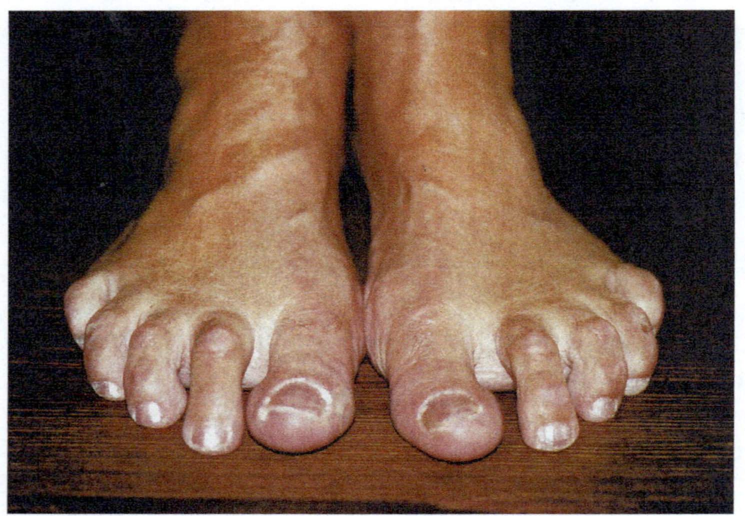

Frau, 45 Jahre. *Hammerzehen (teils auch Krallenzehen) scheinen sich am Boden festkrallen zu wollen. Die Person ist sehr angespannt und verkrampft. Sie leidet unter seelischen Verletzungen und unter ständigem Druck.*

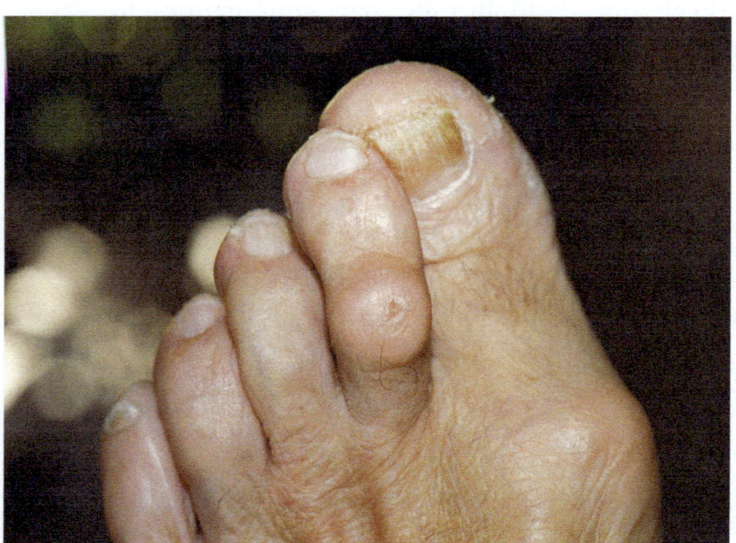

Frau, 78 Jahre. *Die zweite Zehe ist eine Krallenzehe – sie berührt den Boden nicht mehr. Die Person hat sich so sehr angepasst, dass sie die eigenen Herzbedürfnisse nicht mehr lebt. Zugleich litt sie unter Druck und Stress.*

Krallenzehen

Sogenannte Krallenzehen berühren den Boden nicht mehr. Das Grundgelenk dieser Zehen ist nach oben abgeknickt. Was die Deutung anbelangt, so gelten hier ähnliche Kriterien wie bei den Hammerzehen. Allerdings ist das Ausmaß noch ausgeprägter, denn die Deformation ist noch stärker.

Hallux valgus

Ein Hallux valgus ist eine Achsenabweichung der Großzehe nach außen. Dieser entsteht meist als Folge eines Spreizfußes. Die Großzehe weicht zur Seite ab, manchmal drängt sie die 2. Zehe ebenfalls ab oder ragt über oder unter diese hinaus. Am Ballen der großen Zehe entstehen oft schmerzhafte Druckstellen und Entzündungen.

Die Großzehe steht für den Willen, die Durchsetzungskraft, die Fähigkeit, den eigenen Weg zu gehen und die eigene Meinung zu sagen – Charaktermerkmale, die bei einem Hallux valgus nicht ausgelebt werden. Die ursprüngliche Richtung (die für die Person gut gewesen wäre) wurde geändert. Durch innere Überzeugung (›das darf ich nicht tun…‹) und äußeren Druck wirkt die Person flexibel und anpassungsfähig. Dabei geht sie von sich selbst und ihrer eigentlichen Bestimmung weg.

Gleichzeitig finden wir an der Fuß-Innenseite die Reflexzone der Halswirbelsäule. Das bedeutet, dass die betreffende Person häufig unter Nackenproblemen leidet, das ist eine weitere Schwachstelle.

Im folgenden möchte ich zeigen, dass jede Seite ihre Vor- und Nachteile hat bzw. positiv oder negativ gesehen werden kann.

Positiv:

- Die Person kann gut zuhören.
- Die Person kann sich liebevoll um das Wohl anderer Menschen kümmern. Sie ist fürsorglich und für die anderen da.
- Die Person ist rücksichtsvoll, anpassungsfähig und flexibel,

wenn es um die anderen geht. Sie hat jedoch Mühe eine Situation zu ändern und ist daher bis zu einem gewissen Grad unflexibel.

- Die Person neigt zu Hüftgelenksarthrose.
- Die Person kann sich gut beherrschen, kann erdulden und erleiden.

Negativ:

- Es besteht oft keine eigene Meinung.
- Die Person kann sich schlecht entscheiden.
- Die Person nimmt sich selbst zurück und hat zu wenig Zeit für sich selbst.
- Das Selbstwertgefühl ist gering.

Ist ein Hallux valgus außerdem gerötet oder entzündet, so deutet dies auf einen aktuellen Konflikt hin. Das bedeutet, es handelt sich um eine akute Situation: Die Person kommt zur Zeit zu kurz und ist gereizt. Schmerzt ein Hallux valgus, leidet die Person stark unter der Situation.

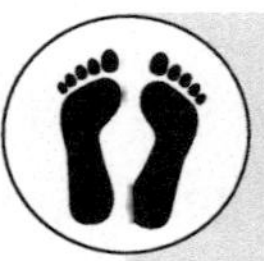

Tipp:
Übungen zur Linderung eines Hallux valgus findest du im 12. Kapitel auf S.174f.

Kleinzehe

Hier gibt es verschiedene Varianten. Bekannt ist vor allem die Stellung *Digitus quintus varus*, das ist eine Krümmung der Kleinzehe zur Mitte hin, siehe nebenstehendes unteres Foto. Daneben kann auch *Digitus quintus superductus* vorkommen – in diesem Fall ist die Kleinzehe über die vierte Zehe geschlagen und berührt den Boden nicht mehr.

Das Wurzel-Chakra ist blockiert. Das bedeutet mangelndes Vertrauen, wenig Geborgenheit und Sicherheit. Die Sexual- und Lebensenergie ist verkrampft. Die Person neigt zu Ängsten und Problemen im materiellen Bereich.

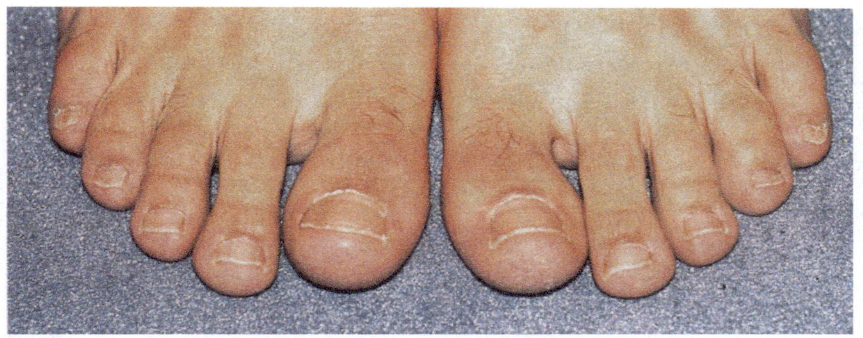

Mann, 34 Jahre. *Schön gerade geformte Kleinzehen – ein seltener Anblick!*

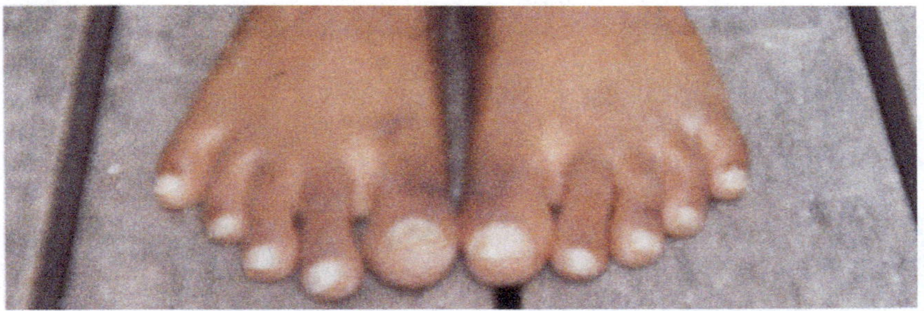

Boy auf den Malediven. *Die Kleinzehe ist rechts nach außen gerichtet. Bedeutung: sehr offen und optimistisch.*

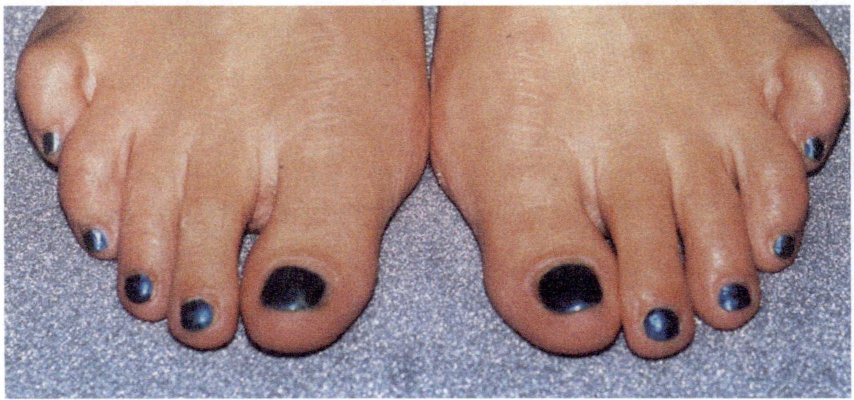

Frau, 45 Jahre. *Digitus quintus varus, d.h. beide Kleinzehen berühren den Boden nicht mehr. Bedeutung: keine Erdung, Ängste.*

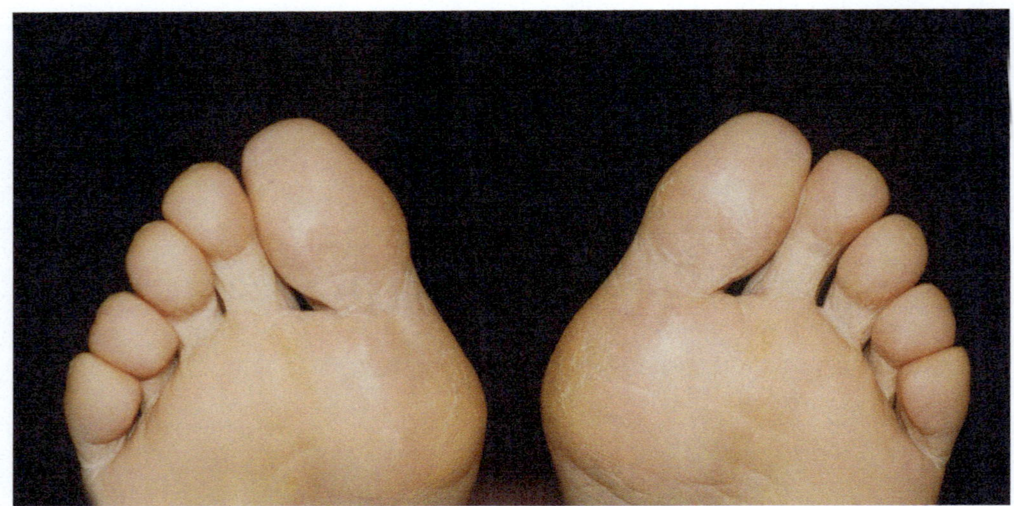

Frau, 50 Jahre. *Bei diesen Füßen hat fast jede Zehenspitze eine andere Form: Die Großzehen sind rechteckig, die 3. Zehen sind rund und die kleinen Zehen spitz.*

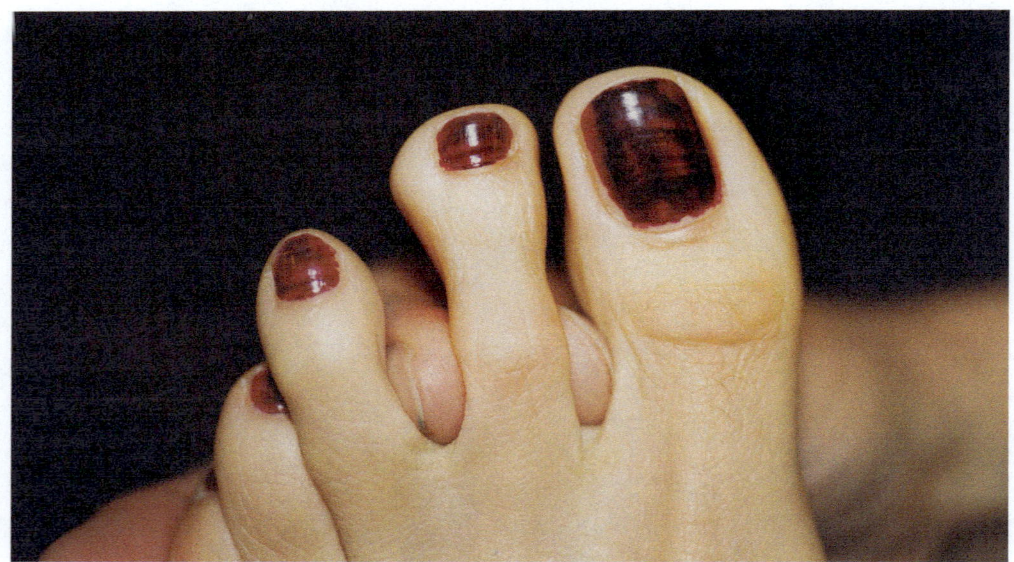

Frau, 45 Jahre. *Die 2. Zehe ist eine sogenannte Spachtelzehe und entspricht dem Herz-Chakra – sie lässt Energien besonders gut fließen. Die Person ist im Herzbereich sehr offen und kontaktfreudig.*

Bei der zweitgenannten Stellung der Kleinzehe (*Digitus quintus superductus*) leidet der betroffene Mensch besonders stark unter Ängsten, da der Bodenkontakt verloren gegangen ist.

Die verschiedenen Formen der Zehenspitzen

Auch die Zehenspitzen können unterschiedliche Formen haben. Wir kennen runde, rechteckige, spitze und Spachtelformen. Am besten ist dies von der Plantarseite aus zu betrachten, d.h. von unten. Je nach Ausprägung können die Energien unterschiedlich fließen. Nachfolgend eine Deutung:

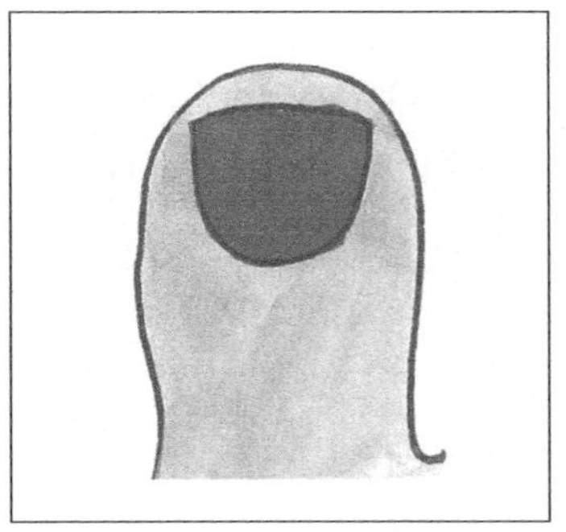

Runde Zehen

Durch die runde Zehenform können die Energien harmonisch fließen. Diese Form zeigt uns, dass die Person in ihrem Lebensbereich ausgeglichen, harmonisch, freundlich und friedliebend ist. Beispiel Großzehe: Die Person spricht freundlich, ist taktvoll.

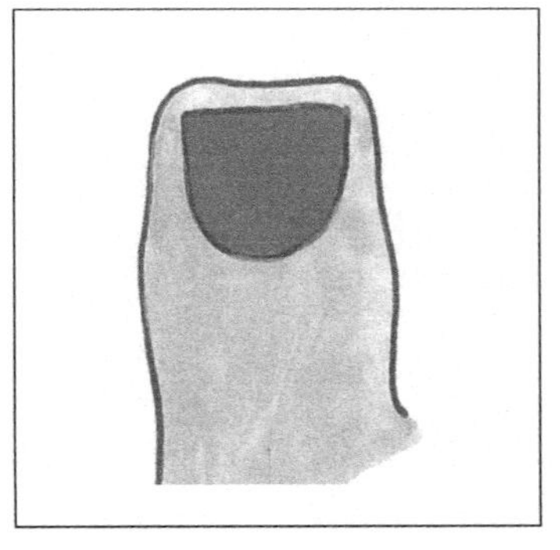

Rechteckige Zehen

Die rechteckige Form der Zehen sorgt dafür, dass die Lebensenergie nicht harmonisch fließt. Die Energie wird stärker und direkter abgegeben (eckig und kantig). Beispiel Großzehe: Die Person spricht, wie sie denkt, ohne Taktgefühl.

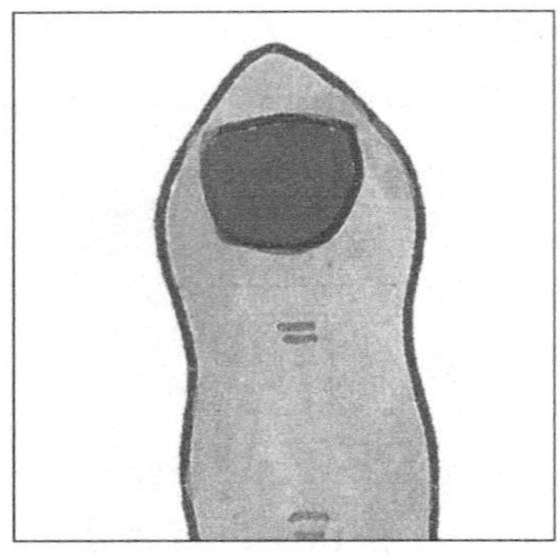

Zeichnungen: Heilrun Schröder

Spitze Zehen

Bei der spitzen Zehenform wird die Energie zunächst gefiltert und nur in einem schmalen Kanal abgegeben. Dadurch wird die Energie gezielt konzentriert und nicht in ihrer ganzen Fülle weitergeleitet. Dies trifft häufig auf den Gefühlsbereich zu – also die 3., 4. und 5. Zehe.

Spachtelzehen

Zehen mit Spachtelform lassen die Energien verstärkt fließen. Menschen mit einer solchen Zehe sind temperamentvoll und reagieren mitunter heftig. Die Spachtelform findet sich häufig bei der 2. Zehe (= Herz-Chakra).

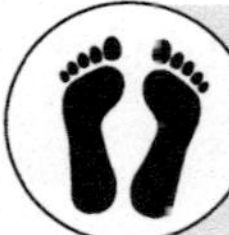

Tipp:
Betrachte jede einzelne Zehe sehr genau. Das ist zum Beispiel auf einem Foto der Fußsohle (plantar) sehr gut möglich.
Frage dich:

- Welche Zehe weicht ab?
- Welche Zehenspitzenform ist auffällig – rund, rechteckig oder spitz?
- Beachte auch Länge, Dicke, Form und Stellung der Zehe.

Auf diese Art und Weise entdeckst du immer mehr Besonderheiten, so dass du entsprechende Schlussfolgerungen ziehen kannst.

Wichtig: Besonders Auffälliges hat eine dominierende Wirkung!

Der Kontakt der Zehen zueinander

Nicht nur die Form der einzelnen Zehen ist von Bedeutung, sondern auch ihr Kontakt zu ihrer jeweiligen Nachbarzehe.

Die Energien fließen durch die Chakren von einer Zehe zur nächsten. Dadurch sind sie in ihrer Funktion untereinander verbunden und können sich gegenseitig beeinflussen. Dieses Zusammenwirken hängt von der Intensität des Kontakts der Zehen untereinander ab. Was bedeutet das genau?

Wir betrachten:

- den Abstand zwischen den Zehen
- die Berührung der Zehen untereinander

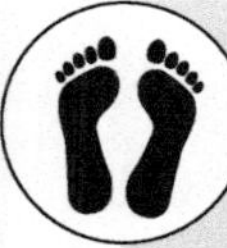

Tipp:
Die Füße sollten im Liegen und im Stehen betrachtet werden. Denn oft verändern sich die Füße im Stehen. Im Liegen ist der Fuß entspannt. Dadurch wirken die Abstände zwischen den Zehen häufig kleiner, das ist besonders gut bei der Großzehe und bei der 2. Zehe zu beobachten.

Alle Zehen stehen in Kontakt zueinander

Wenn es keinen Spalt zwischen den Zehen gibt, bedeutet das, dass die Energien (Chakren) gut von einer Zehe zur nächsten fließen und die einzelnen Zehenfunktionen gut miteinander harmonieren. Das ist optimal.

Großer Spalt zwischen Großzehe und 2. Zehe

Bei dieser Stellung muss die Energie umgeleitet werden. Je größer der Abstand ist, desto länger ist die Umleitung. Es besteht eine schlechte Zusammenarbeit mit der 2. Zehe. Die Großzehe hat die Funktion der

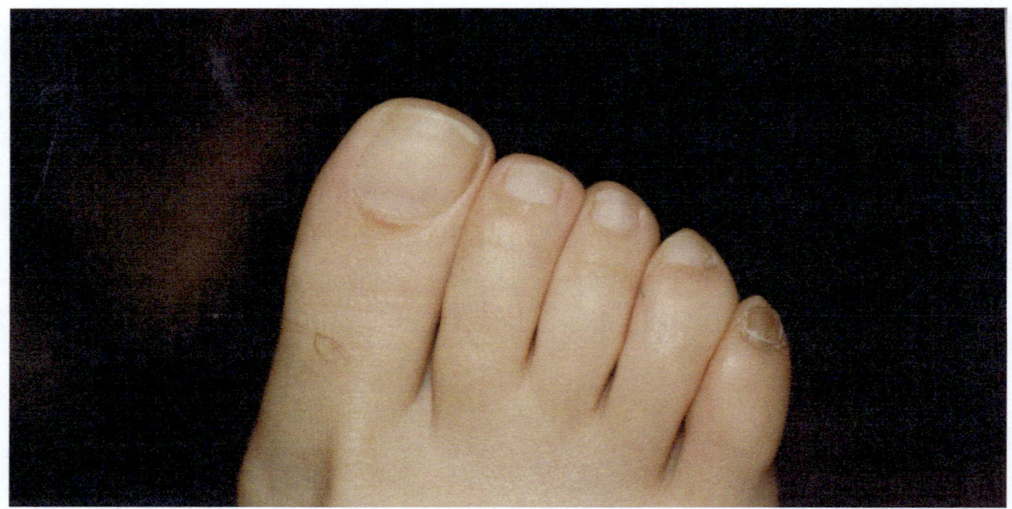

Frau, 34 Jahre. *Alle Zehen stehen in Kontakt zueinander.*
Bedeutung: Die Energien der Chakren untereinander fließen sehr gut.

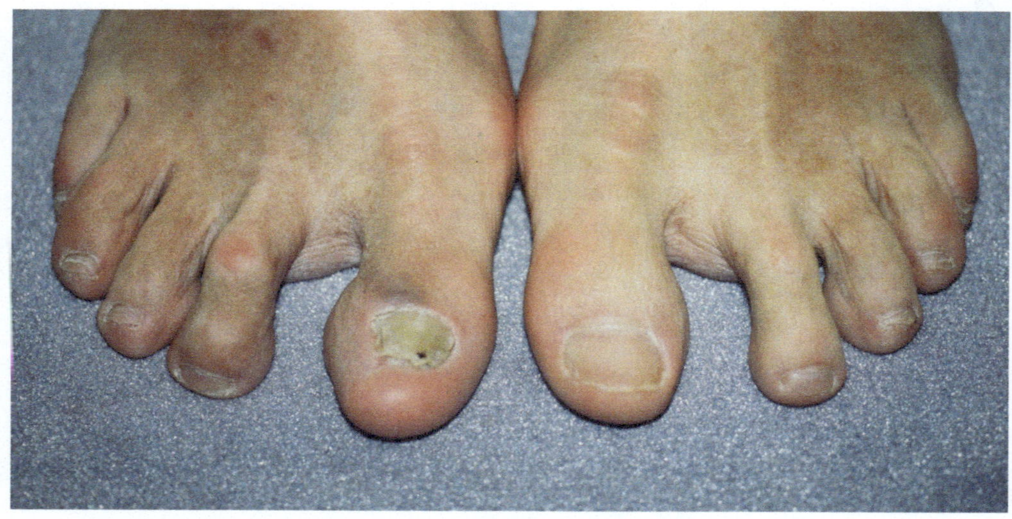

Mann, 47 Jahre. *Zwischen Großzehe und 2. Zehe befindet sich ein deutlicher Spalt, es besteht kein Kontakt.*

Durchsetzungskraft (›ich kann‹ bzw. ›ich will‹) – die Umsetzung dieses Vorhabens benötigt länger, wenn ein Zehenabstand besteht. Die betreffende Person fühlt sich unsicher und ist nachdenklich. Sie braucht Zeit, bis sie sich äußern kann. Häufig bestehen auch Prüfungsängste. Wenn die Blockaden allerdings überwunden sind, können die Ideen erfolgreich umgesetzt werden.

Enger Kontakt zweier Zehen

Wenn zwei Zehen sehr eng beieinander stehen, bedeutet das, dass sie einander fördern und unterstützen. Es gibt also eine sehr gute Zusammenarbeit. Diese Ausprägung ist häufig bei der 2. und 3. Zehe zu beobachten. Das heißt, es besteht ein gutes Zusammenspiel zwischen Herz-Chakra und Solarplexus. Die beiden Zehen können auch zusammengewachsen sein.

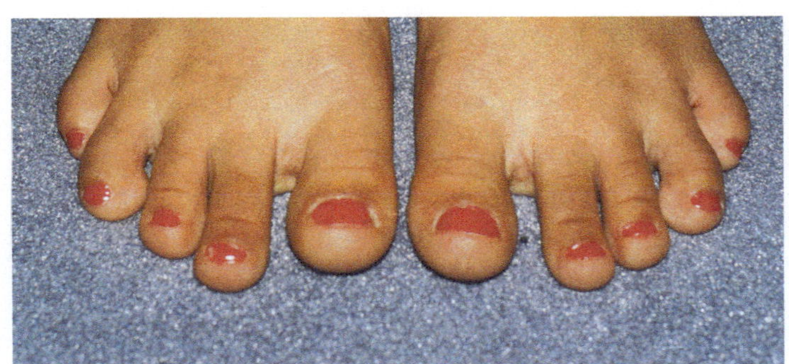

Mädchen, 7½ Jahre. *Der Abstand zwischen großer und 2. Zehe deutet auf Unsicherheit und Unentschlossenheit hin. Die Person überlegt länger, bevor sie etwas tut oder sagt.*

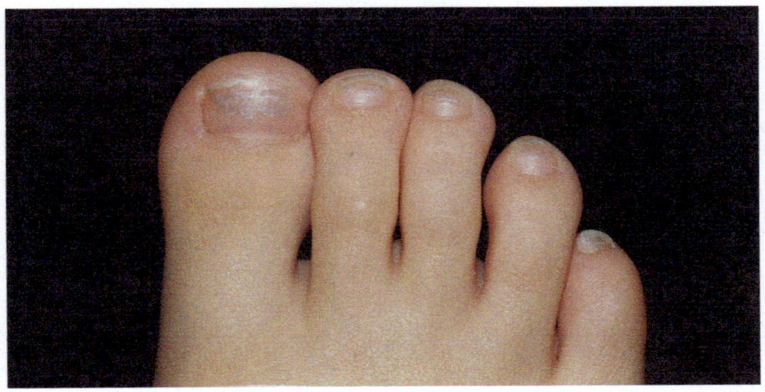

Knabe, 5 Jahre. *Großzehe und 2. Zehe überlappen sich. Hier ist der Kopf sehr dominant und drückt den Herzbereich ein wenig auf die Seite.*

Berührung zweier Zehen

- Leichter Druck: Eine Zehe drückt auf die andere Zehe.
- Bei starkem Druck erkennt man eine Druckstelle an der Zehe. Die Zehe, auf der die Druckstelle liegt, leidet.
- Bei sehr starkem Druck wird die Zehe auf die Seite gedrückt, bis sie unter die andere gepresst wird.

Wir erkennen hier die verschiedenen Grade der Druckausübung bis zur Unterdrückung. Es herrscht starker innerer Druck, d.h. die Person setzt sich **selbst** unter Druck (kein Stress von außen).

Alle Zehen stehen zu eng zueinander

Liegen alle Zehen fest aneinander gepresst, bedeutet das starken Druck von innen und außen. Die einzelnen Zehen haben zu wenig Raum. Jede Zehe drückt auf die andere. Die Person empfindet sehr viel Druck und wenig Freiheit.

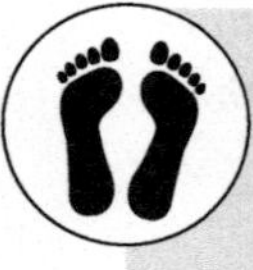

Tipp:
Regelmäßige Fußübungen sind sehr zu empfehlen!
(vgl. 12. Kapitel, Seite 167ff.)

9. Kapitel

Besonderheiten an Füßen und Nägeln

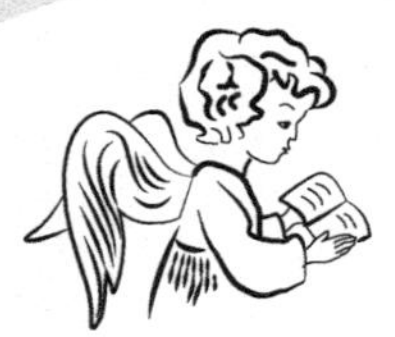

»So ist der Mensch:
Er schimpft auf den Schuh –
und dabei ist der Fuß
der Schuldige.«

Samuel Beckett
irischer Schriftsteller
(1906 – 1989)

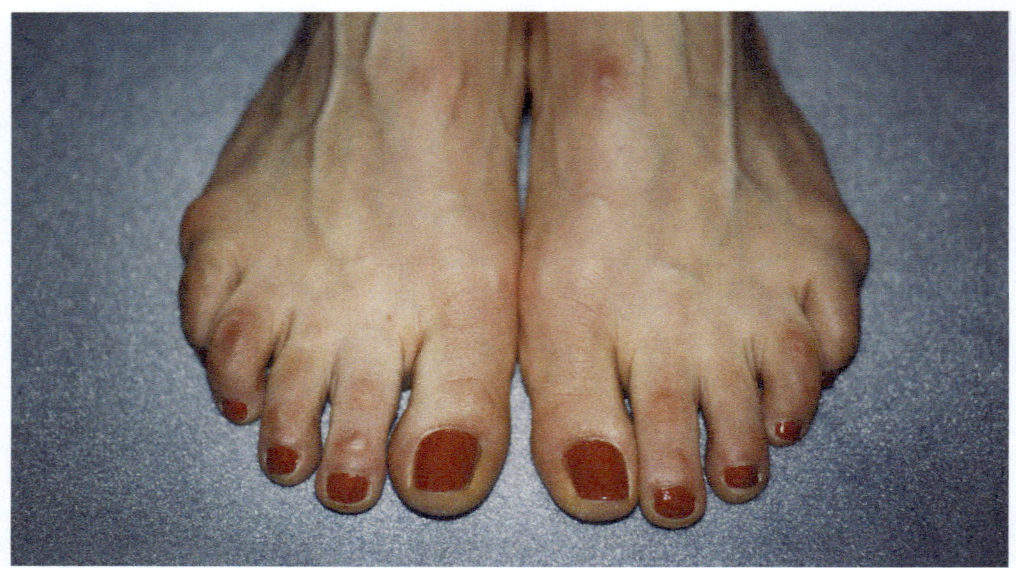

Frau, 35 Jahre. *Die dorsalen Druckstellen an den Füßen sind stark gerötet. Das deutet auf eine akute Problematik hin. Die Person steht momentan unter heftigem Druck.*

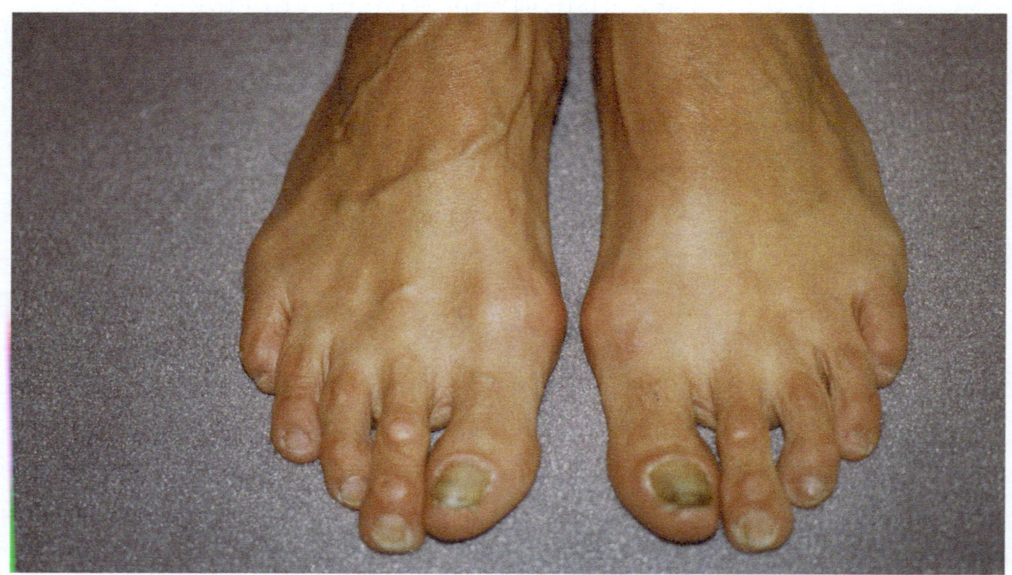

Frau, 52 Jahre. *Die Druckstellen sind chronisch, da sie mit Hornhaut überdeckt sind. Das bedeutet: Die belastende Situation liegt länger zurück. Die Person litt unter Herz-Stress und Verletzungen.*

Druckstellen – wenn die Zehe ›schreit‹

Druckstellen an den Zehen haben immer eine tiefere Bedeutung. Grundsätzlich gilt es zu unterscheiden:

- Druckstellen, die von außen entstehen und auf der Oberseite der Zehen dorsal liegen, zum Beispiel bei Hammerzehen.
- Druckstellen, die von innen entstehen und zwischen den Zehen liegen.

Druckstellen von außen

Es ist zwar der Schuh, der drückt. Doch der steht meist nur stellvertretend bzw. symbolisch für eine andere Person oder Situation. Daher ist es auch kein Zufall, wo man eine Druckstelle bekommt. Probiere es aus und trage zum Beispiel für eine Weile zu kleine Schuhe. Die Stelle, an der du eine Druckstelle bekommst, entspricht deinem ›schwachen Punkt‹. Es kann eine Zehe betroffen sein – oder alle auf einmal. Bei Spreizfuß, Hallux valgus, Hammer- oder Krallenzehen kommen Druckstellen relativ häufig vor.

Druckstellen von innen

In diesem Fall drücken die Zehen durch Berührung aneinander. Druck von innen bedeutet, dass die Person von sich aus Druck ausübt. Die unterdrückte Zehenfunktion kommt zu kurz, Energien können nicht frei fließen. Ist der Druck sehr stark, entstehen Schmerzen. Die Zehe ›schreit‹. Sie will mehr Beachtung: Pflaster, Pediküre etc.

An den Füßen können wir auch den genauen Zeitpunkt der Drucksituation feststellen:

- akute Druckstelle an der Zehe (diese ist gerötet):
  Die belastende Situation ist aktuell, der Schmerz ebenso.
- chronische Druckstelle, mit Hornhaut überdeckt (eher bräunlich): die Situation und der damit verbundene Schmerz liegen in der Vergangenheit

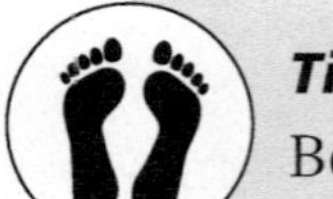

Tipp:
Beachte, auf welchem Fuß (links oder rechts) die Druckstelle liegt. Welche Zehe ist betroffen? So erkennst du, welches Chakra leidet.

Hühneraugen – der innere Konflikt

Ein Hühnerauge *(Clavus)* ist eine Hornzellenvermehrung mit Beteiligung der tiefen Hautschichten, meist mit keilförmigem Hornkonus (= Kegel). Das Hühnerauge beginnt mit einer Druckstelle, die fortschreitet. Drückt man mit dem Finger direkt darauf, so schmerzt es – im Unterschied zu einer Warze.

Es gibt verschiedene Arten von Hühneraugen. Doch die dahinterstehende Problematik ist stets eine ähnliche.

Grundsätzlich fragt man beim Hühnerauge nach:

- Lokalisation: Welche Zehe bzw. welche Reflexzone ist betroffen?
- Größe: Je größer das Hühnerauge, desto stärker die Bedeutung.

Ein Hühnerauge wird immer durch Druck von außen erzeugt, in der Regel durch Schuhe. Wenn man sich mit diesem Druck, Stress oder Konflikt nicht auseinandersetzt, so wächst das Hühnerauge in die Tiefe. Darüber bildet sich dann Hornhaut. Das heißt, man will sich schützen. Es entsteht ein punktuelles Schutzschild. Dahinter verbergen sich tiefgehende Konflikte, die subjektiv von außen entstehen. Die betreffende Person scheut die Auseinandersetzung damit. Der Schmerz weist jedoch immer wieder auf den ungelösten inneren Konflikt hin.

Ein Hühnerauge ist meist sehr schmerzhaft – was bedeutet, dass auch der Konflikt schmerzt. Wird dieser nicht gelöst, kann das Hühnerauge weiter wachsen und eine Entzündung hervorrufen.

Die Klärung des Konflikts und damit eine Behandlung des Hühnerauges sind deshalb sehr wichtig. Deshalb kann eine Pediküre als äußere Symptombehandlung nicht vor einem erneuten Hühnerauge schützen. Eine Heilung von innen – verbunden mit viel Liebe und Ruhe – kann dagegen helfen und einiges bewegen.

Grundsätzlich gilt: Der Körper zeigt uns das Problem. Wenn wir es verstehen, zeigt er uns auch die Lösung.

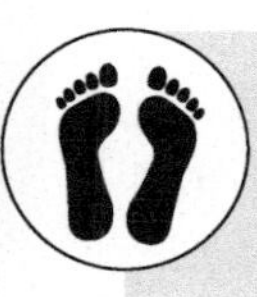

Tipp:
Trage bequeme, weiche Schuhe, die dich nicht drücken oder einengen!

Hautschälungen – etwas verändert sich

Von einer Hautschälung spricht man, wenn sich die Hornhaut an der Fußsohle fetzenförmig ablöst.

Wir wollen uns hier nicht mit der pathologischen Form befassen, sondern mit der Überaktivität der Hornhautablösung. Diese kann die ganze Fußsohle, einen Teilbereich, den linken oder den rechten Fuß betreffen.

Energieschub und Befreiung

Normalerweise sind Hautablösungen nicht sichtbar, da es sich dabei um einen ständigen dynamischen Prozess handelt. Werden Hautablösungen dagegen auffällig, kann man von einer überaktiven Erneuerung sprechen. Alte Haut löst sich und neue kann sich bilden. Übertragen auf den seelischen Bereich bedeutet dies: Auch hier verschwindet Altes und Verbrauchtes. Der Körper trennt sich davon und stößt es ab. Und zwar sehr stark und schnell, gleichbedeutend mit einem kräftigen Schub.

Dies deutet auf eine starke Veränderung hin. Die Haut als die äußerste Körperschicht steht für den Kontakt nach außen und für die Abgrenzung. Damit signalisiert der Körper, dass sich der Panzer löst und man

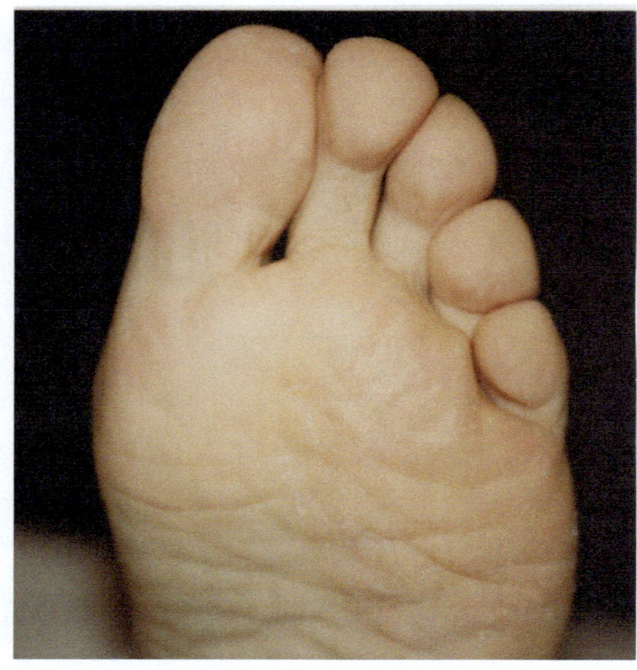

Mann, 45 Jahre. *Eine Hautschälung wie an diesem Fuß steht meist für eine positive Veränderung.*

offen wird für Kontakte. In dem Moment, in dem der Körper diese Veränderung sichtbar werden lässt, ist bei dem betreffenden Menschen die Bereitschaft da, Altes aufzulösen und Neuem Platz zu machen. Ein gutes Zeichen!

Der Zeitpunkt der Veränderung stimmt häufig mit dem Zeitpunkt des Schälvorgangs überein. Mitunter ist dieses Phänomen sogar früher am Fuß feststellbar. Die Lokalisation am Fuß zeigt uns, welcher Körperbereich betroffen ist. Nach der Einteilung *Geist – Seele – Körper* zeigt uns der Fuß auch, in welchem Bereich die Veränderung stattfindet:

- Geist: Kopf, Geisteshaltung, Weltanschauung, intellektueller Bereich, andere Gedanken
- Seele: Bauch, Gefühlsbereich, Beziehungen
- Körper: Becken, Materie, Besitz, Geld, Zuhause, Erdverbundenheit

Und natürlich ist es auch hier wieder wichtig, den linken und den rechten Fuß miteinander zu vergleichen.

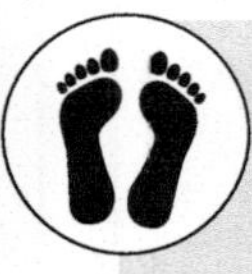

Tipp:
Hautschälungen sind immer ein gutes Zeichen. Nutze diese Zeit deshalb besonders für positive Veränderungen!

Hautverfärbungen

Von Hautverfärbungen spricht man, wenn sich die normale Pigmentierung verändert. In der Regel ist die Haut am Fuß rosa und gut durchblutet. Sie kann aber auch blau, braun, rot, milchig oder gelb sein.

In diesem Fall kommen verschiedene Ursachen in Frage:

- Durchblutungsstörungen. Diese lassen sich unterteilen in
  a) arterielle Minderdurchblutung (zum Beispiel bei Rauchern), zu erkennen an rötlichen Besenreisern
  b) venöse Stauungen, meist am inneren Knöchelbereich (zuerst bläulich, dann braun – vgl. Foto S. 130)
- Reizungen, Entzündungen sind immer rot gefärbt
- Fußpilz: hell, milchig
- Minderdurchblutung: milchig
- Leberinsuffizienz: gelb

Betrachte jeweils

- die Lokalisation:
  a) partiell, welcher Bereich, welche Reflexzone?
  b) den ganzen Fuß

- das Ausmaß
  a) die Intensität der Farbe – je intensiver, desto stärker ist die Bedeutung
  b) die Größe – je größer, desto stärker ist die Bedeutung

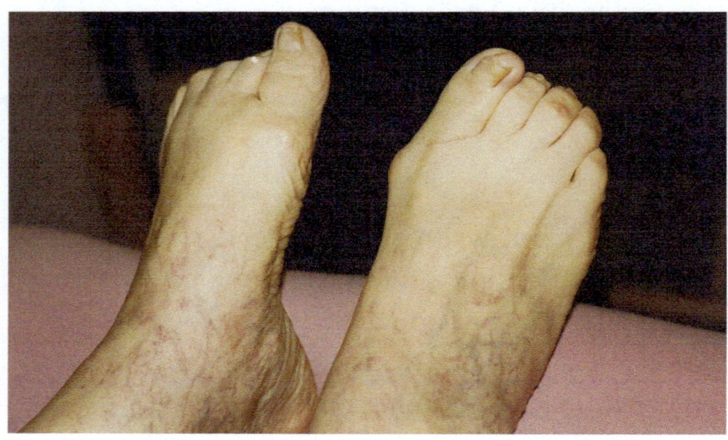

Frau, 84 Jahre.
Füße mit arteriellen Durchblutungsstörungen – zu erkennen an den rötlichen Besenreisern.

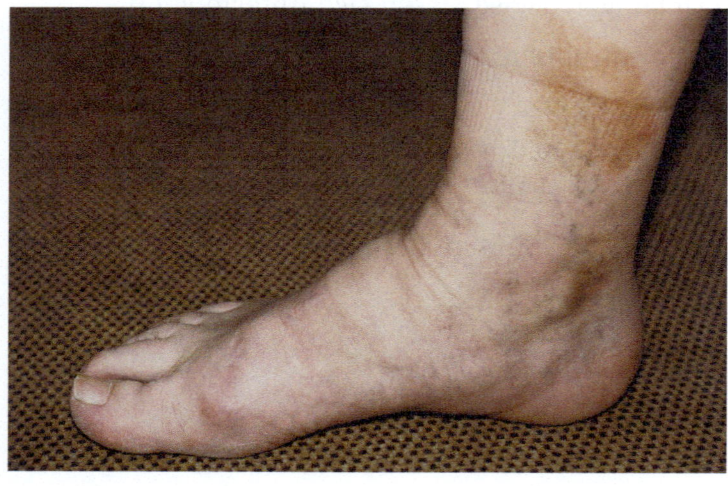

Mann, 72 Jahre.
Der Patient leidet an einer Hüftgelenksarthrose, hat rechts ein künstliches Gelenk. Die venösen Durchblutungsstörungen sind an der bräunlich-blauen Färbung zu erkennen. Diese liegen genau auf der Reflexzone des Hüftgelenks rechts mit Verbindung zum Bein.

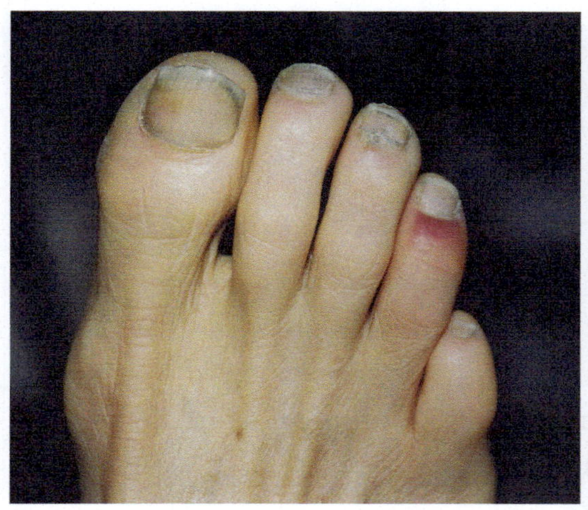

Mann, 65 Jahre.
Die 4. Zehe (Sakral-Chakra) ist gerötet und entzündet. Der Mann leidet sehr unter Beziehungsproblemen.

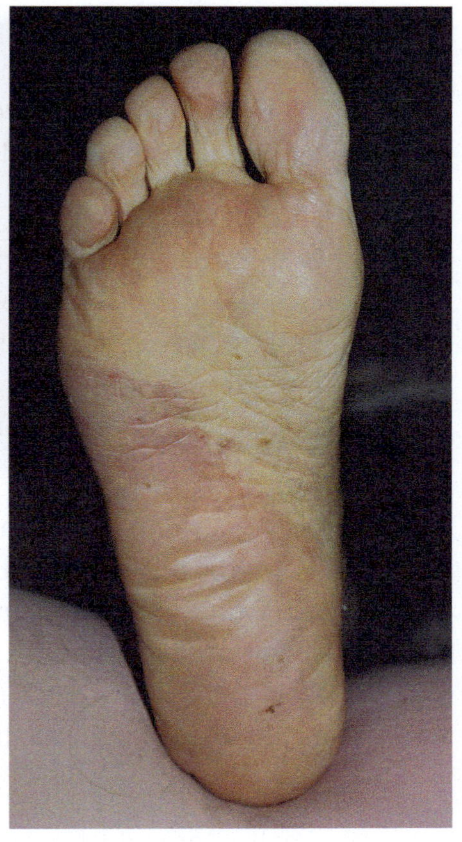

Frau, 45 Jahre. *Der Fuß ist im Darmbereich stark gerötet. Die Patientin leidet an Morbus Crohn.*

Was die Pigmentierung über die aktuelle Lebenssituation aussagt

Jede Veränderung der Hautfarbe – ob rot, blau oder gelb – hat einen Bezug zur psychisch-seelischen Situation, in der sich der Betreffende gerade befindet.

Die Bedeutung der Hautverfärbungen im einzelnen:

- **bläulich:**
  a) Diese Pigmentierung weist auf verdrängte Aggressionen hin. Wut kann schnell zum Ausbruch kommen, da sie an der Oberfläche schwelt. Das ist vor allem an den Zehen (rotblau gefärbt) sichtbar.

b) Krampfadern entstehen zwar durch eine Bindegewebs- oder Venenschwäche, deuten aber in einem tieferen Sinn auf Verkrampfungen hin. Die Person befindet sich in einer Situation, in der sie sich unwohl fühlt und verkrampft ist.

- **milchig:**
  Hierbei handelt es sich um starke psychische Blockaden. Dieser Bereich hat wenig Energie, ist wenig versorgt – ohne Leben. Das ist zum Beispiel am Vorfuß sichtbar. Aber auch die ständige Einnahme von Psychopharmaka und Lähmungen können zu einer milchigen Pigmentierung führen.

- **bräunlich:**
  Eine solche Hautverfärbung zeigt Stauungen und schwere Durchblutungsstörungen an. Hier fließt nicht nur wenig Energie, sondern der Energiefluss ist generell blockiert. Oft wird der mit dieser Stelle verbundene Teil des Körpers als fremd erlebt. Ist zum Beispiel der Bereich um den Knöchel bräunlich verfärbt, kann dies auf eine Hüftgelenksarthrose hindeuten.

- **rötlich:**
  Die Farbe Rot steht für einen Reiz, eine Entzündung, eine tiefergehende Verletzung. Es stellt sich die Frage: Was hat sich entzündet? Wodurch wird die Person gereizt? Die Rötungen liegen außen – es scheint also keine schützende Haut zu geben. Typische Stellen: oben an den Zehen oder am Hallux valgus. Ein Ekzem im Solarplexus-Bereich weist auf Stress und vegetative Disharmonie hin.

Kombiniere nun das Ausmaß und die Lokalisation der Hautverfärbungen. Welchem Körperbereich entspricht die Reflexzone? Was ist seine Funktion und Bedeutung? Beachte zusätzlich das Problem der Farbe, dann verstehst du das Problem. Dann weißt du, was diesem Bereich fehlt und was er benötigt. Schicke dort mental viel Liebe und Energie hin.

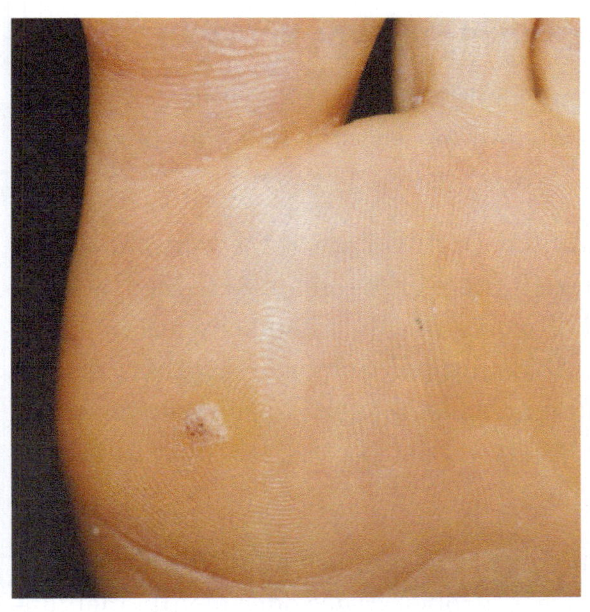

Frau, 42 Jahre.
Eine Dornwarze im Herzbereich signalisiert, dass die Person etwas nicht mag oder nicht annehmen kann. Es fehlt Liebe – das kann auch fehlende Selbstliebe sein.

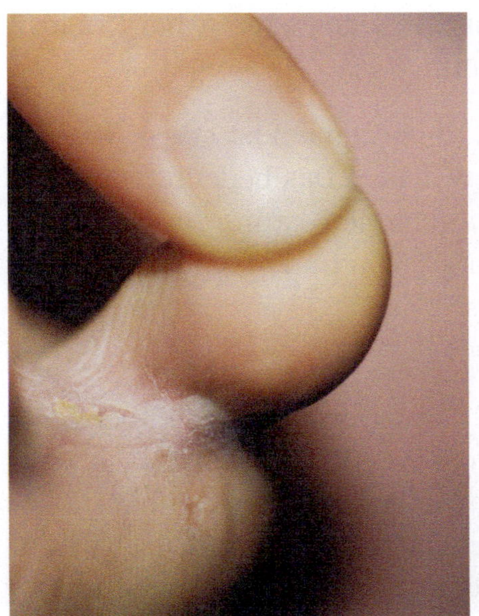

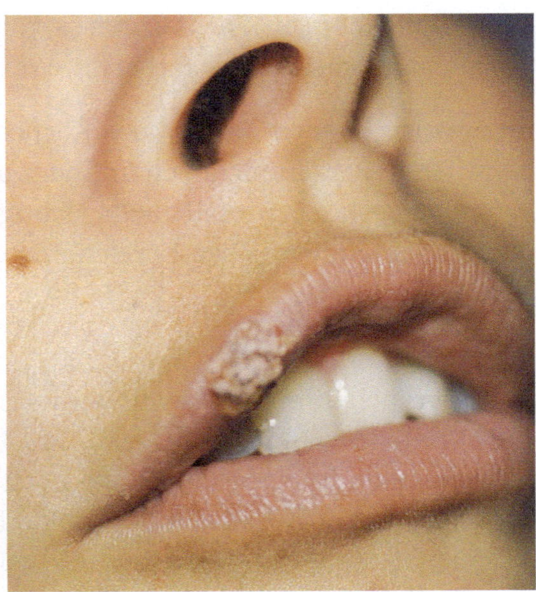

Frau, 30 Jahre.
Die Patientin leidet nicht nur unter Fußpilz, sondern gleichzeitig auch unter Herpes labialis – hervorgerufen durch Prüfungsstress.

Warzen – Hässliches nach außen sichtbar gemacht

Erreger von Warzen sind Viren (Papillomaviren), die durch Kontaktinfektion übertragen werden. Da rund 60 verschiedene Papillomaviren bekannt sind, unterscheidet man verschiedene Formen.

Relativ häufig sind die sogenannten Dornwarzen (*Verrucae plantares*) am Fuß, die in der Tiefe schwarze Punkte erkennen lassen. Sie wachsen dornartig nach innen und sind oft von einer Hornhautschwiele bedeckt. Die Warze wird oft erst nach Ablösung der Schwiele sichtbar. Sie reagiert schmerzhaft auf Druck und ist meist an der Fußsohle angesiedelt.

Wie es zu Warzen kommt

Damit ein Virus überhaupt eindringen kann, muss eine Abwehrschwäche vorliegen, die meist durch Stress, großen Ärger oder Medikamenteneinnahme begünstigt wird. Das Virus ist ein Fremdkörper, der in die Tiefe eingedrungen ist. Besonders verbreitet sind Warzen bei Kindern und Jugendlichen in der Pubertät. Warum?

Im entsprechenden Bereich des Körpers (Reflexzonen) ist etwas, das die betreffende Person nicht schön findet bzw. hasst. Das bedeutet, dass die Person diesen Körperteil nicht richtig annehmen kann. Sie verdrängt ihn. Sie empfindet diesen Bereich nicht als schön und mag ihn nicht.

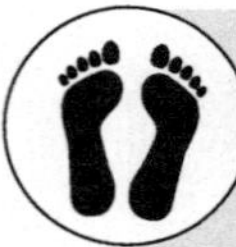

Tipp:
Versuche immer wieder in diesen Bereich zu atmen und der betreffenden Stelle viel Liebe und Licht zu geben. Auch dieser Bereich enthält Schönheit, die noch nicht wahrgenommen bzw. angenommen wurde. Aus eigener Praxiserfahrung weiß ich, dass auf diese Weise Warzen ohne weitere äußere Maßnahmen innerhalb kürzester Zeit verschwinden können. Als ergänzende therapeutische Hilfsmittel empfehle ich Teebaumöl-Creme (ein- bis zweimal täglich auftragen) sowie das Homöopathikum Thuja

D6. Besonders wichtig ist in diesem Zusammenhang auch eine grundsätzliche Stärkung des Immunsystems, zum Beispiel durch Fußreflexzonenmassage.

Fußpilz – die Leichtigkeit fehlt

Die Erreger von Fußpilz (*Dermatomykosen*) sind Myzeten, also Pilze. Zuerst entstehen Risse an den Schwimmhäuten zwischen den Zehen. Diese Risse bilden dann ideale Eintrittsstellen für den Fußpilz.

Nährboden für die Krankheit ist Feuchtigkeit – bedingt durch übermäßige Schweißbildung, durch Schwitzen bei psychischer Belastung sowie durch ungenügendes Abtrocknen der Füße in Verbindung mit schlechter Belüftung durch die Kleidung (Strümpfe, enges Schuhwerk, Gummistiefel). Die Haut wird erst bei einer Störung des mikrobiologischen Gleichgewichts anfällig, hervorgerufen etwa durch eine Verletzung, eine Erkrankung, eine Immunschwäche oder die Einnahme von Medikamenten (zum Beispiel Cortison oder Antibiotika).

Man unterscheidet Fußpilz mit entzündlicher Reaktion (*Tinea pedis*) und Nagelpilz (*Nagelmykose*).

Beim Fußpilz wird die Haut weich und weißlich. Man spricht dann von einer *mazerierten* Haut. Fußpilz kann riechen und jucken. Auch Rötung, Schuppung und Blasenbildung sind möglich.

Man unterscheidet den trockenen vom feuchten Pilz. Fußpilz tritt häufig zwischen den Zehen auf, kann aber auch den Nagel oder sogar großflächig die gesamte Fußsohle betreffen.

Bedeutung

Risse deuten oft auf eine Abwehrschwäche hin. Diese befinden sich immer auf den Reflexzonen des Lymphsystems, das für die Abwehrfunktion verantwortlich ist. Die Stelle des Pilzes am Fuß wiederum spiegelt den entsprechenden Problembereich am Körper wider.

Allgemein deutet ein Fußpilz darauf hin, dass die Person Mühe hat, im Leben mit Leichtigkeit voranzuschreiten. Interessant ist, dass die Füße kleiner Kinder nur selten von Pilzen befallen sind. Die Infektionsrate wächst mit zunehmendem Alter. Vor allem viele ältere Menschen sind betroffen. Der tiefere Grund: Zu Beginn des Lebens fällt alles noch leicht. Ältere Menschen haben dagegen Mühe sich zu verändern und weiterzuentwickeln.

Wichtig ist

- die Lokalisation: Zwischen welchen Zehen befindet sich der Pilz?
- das Ausmaß: Wie weit hat sich der Fußpilz ausgebreitet?

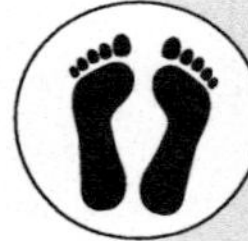

Tipp:

Für den Pilz ist das Trockenhalten der Zehenzwischenräume äußerst wichtig. Jedes Mal nach dem Duschen oder Schwimmen sollten die Zehen deshalb einzeln gut abgetrocknet werden. Auch ein Föhn eignet sich zum Trocknen der Zehen.

Zur Vorbeugung empfehle ich einen desinfizierenden Puder sowie das tägliche Eincremen mit Teebaumöl-Salbe über einen längeren Zeitraum.

Daneben sollte grundsätzlich auch das Abwehrsystem gestärkt werden, etwa durch Fußreflexzonenmassage. Denn der betreffende Mensch braucht Unterstützung und Kraft um weiterzugehen.

Positive Affirmation: Es ist gut weiterzugehen und voranzuschreiten, um den eigenen Weg im Fluss des Lebens wiederzufinden und ihn zu gehen.

Man könnte fragen: Was hindert die Person am leichten Vorangehen? Der Pilz ist ein Erreger und dringt in die Haut oder den Nagel ein. Somit stellt sich die Frage: Was erregt und reizt die betreffende Person?

Die Nägel – Messinstrument unserer Vitalität

Der Nagel (*unguis*) ist eine hornig-gewölbte Platte. Er bildet einen Schutzschild nach außen und ist zugleich eine Waffe. Mit den ›Krallen‹ können wir uns wehren. Eine Redensart sagt es deutlich, wenn sie davon spricht, jemandem ›die Augen auszukratzen‹.

Unsere Aggressionen drücken wir unter anderem auch mit den Nägeln aus. Wenn wir an den Fingernägeln kauen oder sie abbeißen, bedeutet das, dass wir mit unseren Aggressionen nicht richtig umgehen können und Mühe haben, sie nach außen zu zeigen. Stattdessen richten sich die Aggressionen gegen das eigene Selbst, in diesem Fall gegen die Nägel.

Der Nagel wächst und zeigt uns damit seinen Vitalitätszustand. Harte Nägel bedeuten viel Kraft. Die Beschaffenheit der Nägel (hart, weich, spröde) gibt Aufschluss über die Konstitution der Knochen und den Mineralhaushalt. Wenn die Nägel kräftig und etwas biegsam sind, ohne zu brechen und einzureißen, deutet dies auf einen gesunden und starken Mineralhaushalt hin.

Das Gebiet der Nägel ist ein weites Feld. Ich gehe im folgenden nur auf einige wesentliche Dinge ein.

Die wichtigsten Merkmale:

- eingewachsene Nägel
- Nagelpilz
- Längsrillen, Querrillen
- brüchige Nägel
- Nagelverletzungen
- Vertiefungen
- Nägel mit weißen Flecken oder Punkten

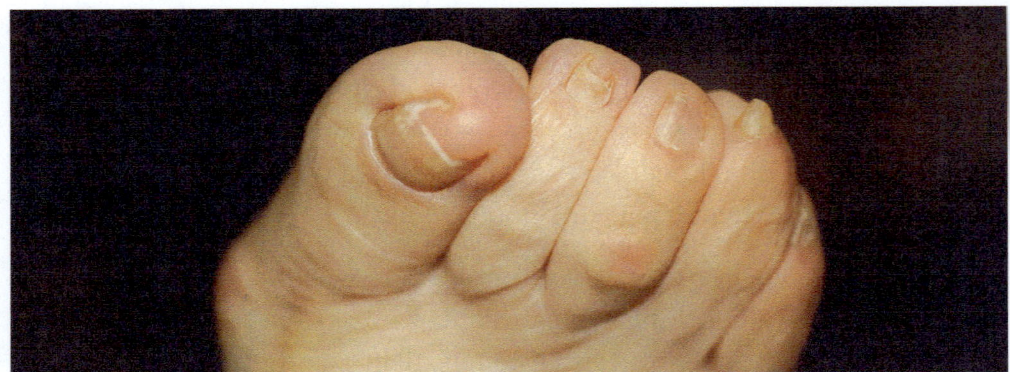

***Frau, 75 Jahre.** Ein eingewachsener Großzehennagel: Das bedeutet, dass die Person Schwierigkeiten hat, den eigenen Lebensweg zu bestimmen.*

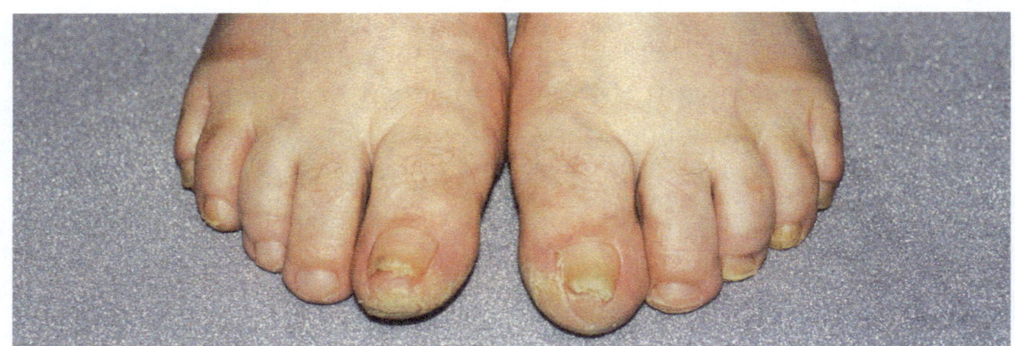

***Patientin mit Multipler Sklerose, 53 Jahre.** Nagelpilz, eingewachsener Nagel und viel Hornhaut – hier ist das Stirn-Chakra blockiert und das Scheitel-Chakra stark belastet. Passend zur Diagnose MS ist die Durchblutung des Gehirns schlecht.*

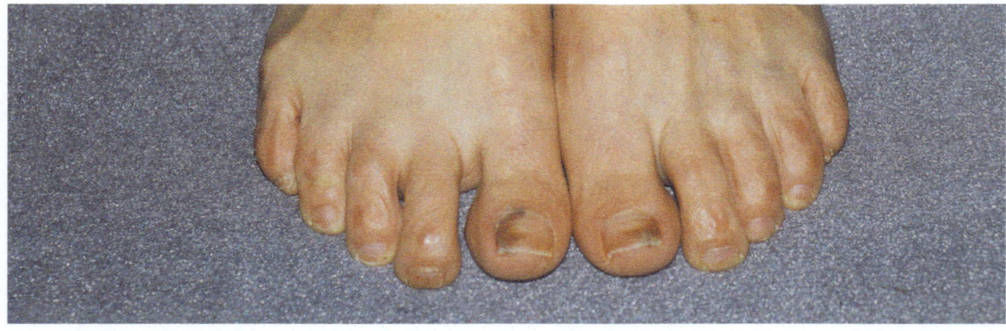

***Frau, 47 Jahre.** Eine Nagelverletzung an der Großzehe bedeutet immer, dass man sich selbst verletzt.*

Welche Zehe ist betroffen? Welcher Nagel? Betrachte die Funktion der einzelnen Zehe. Meist sind nicht alle Zehen betroffen, oft auch nur der linke oder der rechte Fuß. Bei einer Zehe ist auch immer der Energiekanal beeinträchtigt, da die Energien nicht frei fließen können.

Der eingewachsene Nagel

Bei einem eingewachsenen Nagel *(unguis incarnatus)* handelt es sich um eine schmerzhafte Entzündung des durch den Nagelrand wundgedrückten Nagelfalzes. Meist ist die Großzehe betroffen. Zur Erläuterung: Die Großzehe weist vorwärts, bestimmt die Richtung des Lebens und sammelt die Energien der anderen Zehen, um sie nach außen zu leben.

Ist der Zehennagel eingewachsen, deutet das darauf hin, dass die Person Mühe hat, die Richtung in ihrem Leben selbst zu bestimmen. Die Person hat Schuldgefühle und macht sich Sorgen über das Recht frei voranzuschreiten. Der Nagel kann nicht frei und gerade wachsen. Ist der Nagel sehr stark eingewachsen, besteht die Gefahr einer Entzündung. Die Person wird dann so stark gereizt, dass es zu Schmerzen kommt.

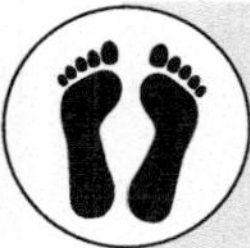

Tipp:
Als positive Affirmation bietet sich der Satz an: ›Ich habe das Recht, meine Richtung im Leben selbst zu bestimmen. Ich kann und darf meinen Weg frei gehen.‹

Nagelpilz (Nagelmykose)

Der Pilz greift auf den Nagel über und zerfrisst ihn. Das Ausmaß ist damit viel stärker als bei einem Pilz im Zehenzwischenraum. Das bedeutet: Auch das Abwehrsystem muss stärker geschwächt sein, der Prozess dauert daher viel länger. Die Einflussnahme auf die Leichtigkeit des Vorangehens ist stärker und zeitintensiver. Der Nagel ist ein Schutz – dieser wird zerstört und aufgefressen.

Es stellt sich die Frage: Was erregt und reizt die Person derart, dass der eigene Schutz zerstört wird? Der Nagel wird nach einiger Zeit dicker, verwachsen oder bräunlich, ist also nicht mehr schön. Weiter ist zu fragen: Wo will oder kann die Person sich nicht mehr wehren?

Die Bedeutung von Rillen in den Nägeln

- *Längsrillen:* Diese deuten auf Stoffwechselstörungen hin. Der Mineralhaushalt ist nicht in Ordnung. Achte auf den Säure-Basen-Haushalt.
- *Querrillen:* Diese zeigen Stress-Situationen und allgemeine emotionale Instabilität an. Ein Nagel braucht ungefähr ein Jahr, um sich vollständig zu erneuern. Eine Querrille in der Mitte des Nagels weist also auf eine Stress-Situation vor sechs Monaten hin.

Brüchige Nägel

Brüchige Nägel deuten auf Stoffwechselstörungen hin. In der Regel besteht ein Calcium-Mangel. Daneben können brüchige Nägel auch auf eine Erkrankung der Schilddrüse hinweisen. Der Schutz und die Kraft sich zu wehren sind nicht sehr stark.

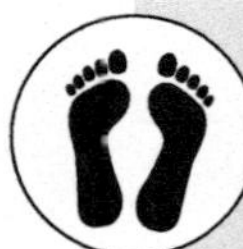

Tipp:
Hilfreich als Therapie sind Schüssler-Salze (Nr. 1: Calcium fluoratum, Nr. 2: Calcium phosphoricum und Nr. 11: Silicea) sowie Kieselerde (als Pulver und Tabletten) und Zinnkrauttee, über längere Zeit einzunehmen.

Nagelverletzungen

Nagelverletzungen bedeuten immer, dass man sich selbst verletzt. Es tut weh und man wird wütend. Durch mangelnde Sicherheit verletzt man den eigenen Schutz.

Vertiefungen (Löcher)

Diese deuten auf eine Störung in der Milz hin.

Nägel mit weißen Flecken

Nägel mit weißen Flecken können auf eine Harnsäurebelastung (= Übersäuerung des Körpers) hinweisen.

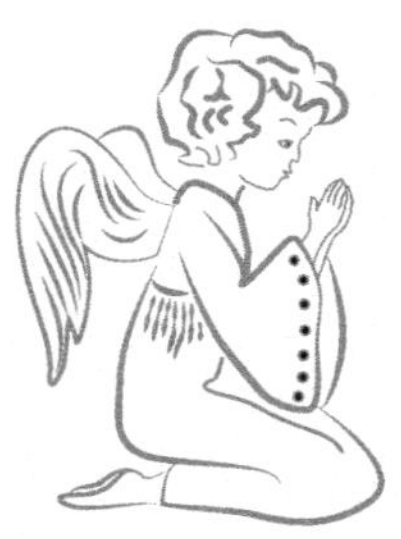

10. Kapitel
Der Stand und die Haltung

Die optimale Gewichtsverteilung

Der Knickfuß

Der Senkfuß

Der Plattfuß

Der Spreizfuß

Der Hohlfuß

Die Fuß- und Beinhaltung

»Wer einen Standpunkt allzu lange vertritt, bekommt schiefe Absätze!«

Gustav Knuth
deutscher Schauspieler
(1901 – 1987)

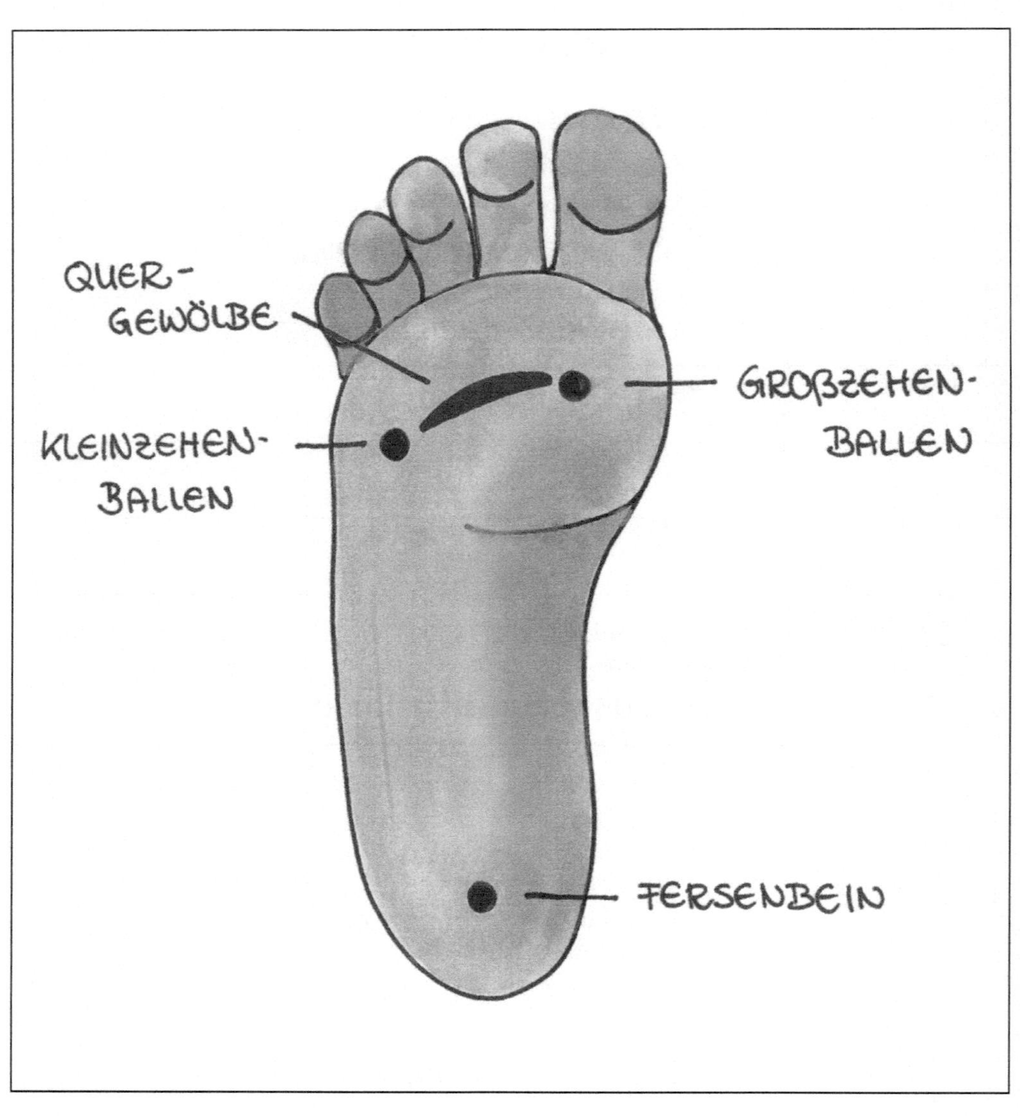

Die drei Stützpunkte des Fußes:
Großzehenballen, Kleinzehenballen und Fersenbein
(Zeichnung: Heilrun Schröder)

Die optimale Gewichtsverteilung

Die Haltung beginnt immer bei den Füßen. So wie man das Körpergewicht auf den Füßen verteilt, so verteilt sich die Belastung auf unseren ganzen Körper – entlang der Wirbelsäule bis zum Kopf. Deshalb ist es so wichtig, dass man das Körpergewicht optimal auf dem ganzen Fuß verteilt. Im Stehen erkennt man, wie die Person ihr Körpergewicht verlagert.

Wenn man den Fuß optimal belastet, verteilt sich das gesamte Gewicht auf drei Punkte, die sogenannten Stützpunkte. Das Körpergewicht ruht auf dem Großzehenballen, dem Kleinzehenballen und dem Fersenbein in der Mitte. Der Rest des Fußes – das Quer- und Längsgewölbe – sollte gut entwickelt sein und nicht belastet werden. Diese Verteilung erkennen wir am besten auf einem Fußabdruck oder an der Beschaffenheit der Hornhaut am Fuß. Hornhaut sollte sich nur auf den drei genannten Stützpunkten bilden. Sobald wir Hornhaut an anderen Stellen finden, wird der Fuß nicht optimal belastet.

Formvarianten

Es gibt in der Orthopädie sogenannte Formvarianten. Bei diesen wird das Gewicht nicht optimal auf den drei Stützpunkten verteilt. Die bekanntesten sind:

- Knickfuß
- Senkfuß
- Plattfuß
- Spreizfuß
- Hohlfuß

Der Knickfuß

Am besten erkennt man die Fußstellung von hinten. Der Fuß kippt nach innen (*pes valgus*). Es gibt auch seltene Fälle, in denen der Fuß nach außen kippt (*pes varus*). Und es gibt Kombinationen mit anderen Fußformvarianten – beispielsweise den Knick-Senkfuß. Den Knickfuß findet man häufig bei Kindern, meist in Kombination mit X-Beinen. Die Kniescheiben schauen nach innen und die Knie werden falsch belastet.

Die Fersenbeinachse (*Calcaneus-Achse*) ist um mehr als 6° nach innen geknickt. Normalerweise hat sie eine Stellung von 0° oder weniger als 6° (vgl. gesunder Fuß = *pes rectus*).

Keine Kraft sich aufzurichten

Beim Knickfuß fehlt die Kraft, um das Längsgewölbe optimal zu bilden. Die Folge: Das Bein kippt nach innen. Der vordere Unterschenkelmuskel *(M. tibialis anterior)* ist zu schwach.

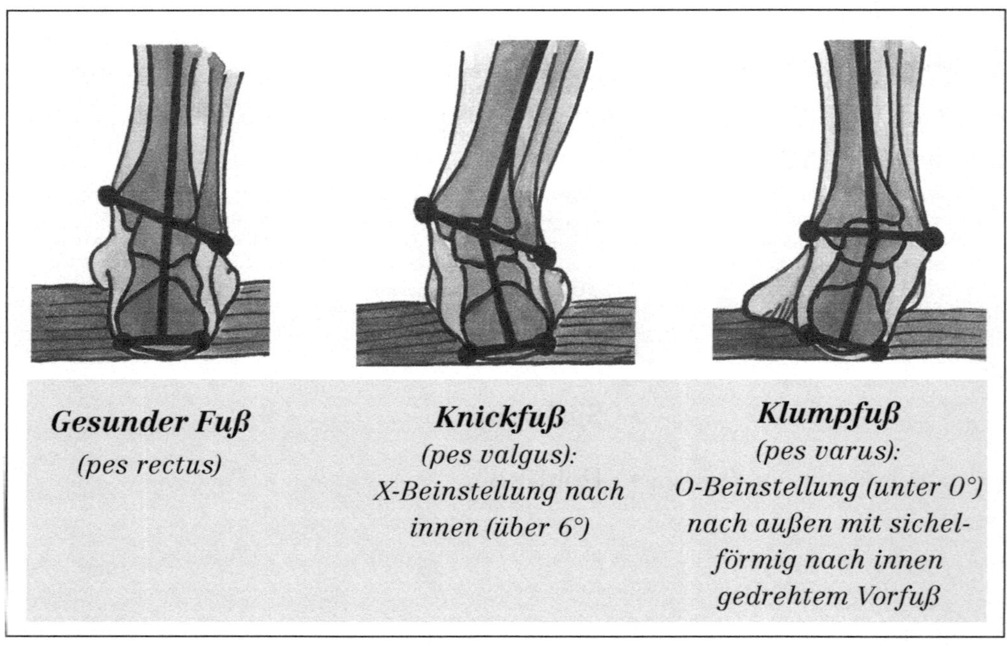

Gesunder Fuß *(pes rectus)*

Knickfuß *(pes valgus): X-Beinstellung nach innen (über 6°)*

Klumpfuß *(pes varus): O-Beinstellung (unter 0°) nach außen mit sichelförmig nach innen gedrehtem Vorfuß*

Was bedeutet das? Der Betreffende neigt zu Introvertiertheit, ist mit sich selbst und mit der Vergangenheit beschäftigt. Je nach Stärke fehlt die Kraft, sich von der Mutter Erde oder von der wirklichen Mutter abzulösen, um sich selbst aufzurichten. Die Person hat Mühe selbstständig zu sein, in ihrer eigenen Mitte zu ruhen bzw. zu sich selbst zu stehen.

Die Person mag sich subjektiv gesehen zwar wohlfühlen und zurechtfinden, kann aber nicht gerade stehen. Die Beine werden nicht optimal belastet. Grundsätzlich haben Menschen mit Knickfuß auch die Neigung zu X-Beinen. Daraus erwächst eine gewisse Ängstlichkeit, da durch die geknickte Form des Fußes kein guter Bodenkontakt vorhanden ist. Die Energie zwischen Fuß und Körper kann schlecht fließen, eine echte energetische Erdung ist kaum möglich. Der Knickfuß neigt sehr zum Senkfuß. Deshalb gibt es viele Knick-Senkfüße.

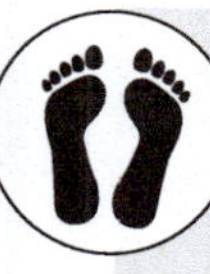

Tipp: Ich empfehle aktive Fußübungen (vgl. 12. Kapitel, S. 173). Dadurch kann der Fuß gestärkt werden und sich verändern. Bei starken Schmerzen sind Schuheinlagen allerdings unerlässlich. Bei einem Fußbett schlafen die Füße aber und können sich nicht verändern. Daneben können mental die eigene Kraft und das Selbstwertgefühl gestärkt werden.

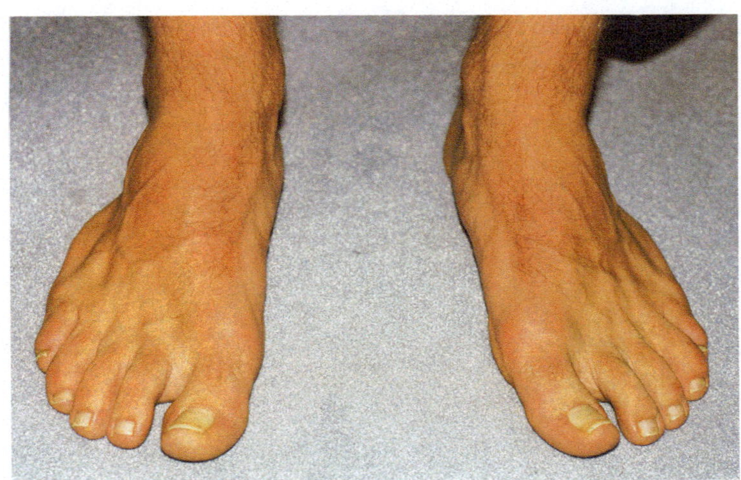

Mann, 33 Jahre. *Patient mit Senkfüßen. Diese stehen für mangelnde Energie und fehlende Kraft sich aufzurichten. Es deutet aber auch auf eine Schwäche der Wirbelsäule hin.*

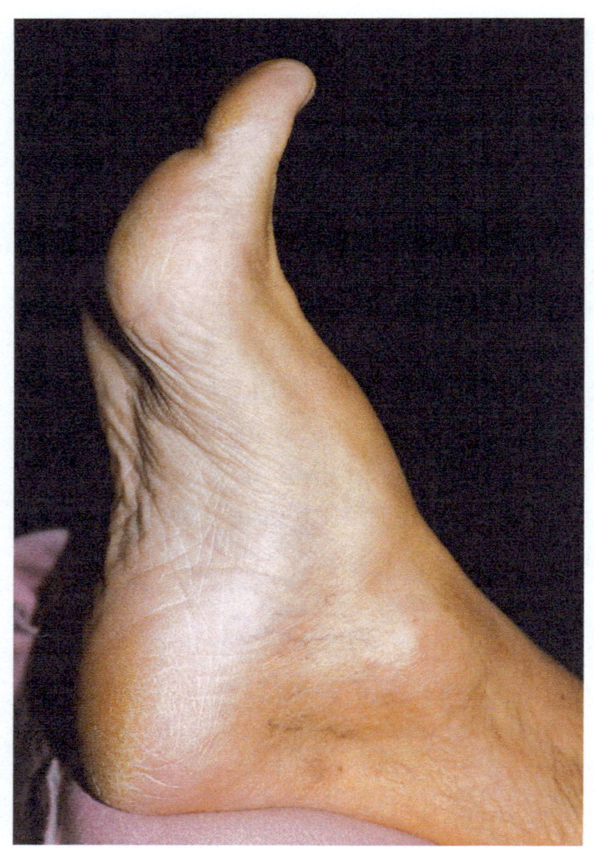

Frau, 50 Jahre.
Spreizfuß. Kommt meist bei Frauen vor, da er durch das Tragen hoher Absätze gefördert wird. Es besteht zugleich ein Hohlfuß.

Mann, 65 Jahre.
Hohlfuß – das Abrollen wird erschwert, dadurch verkrallen sich meist die Zehen.

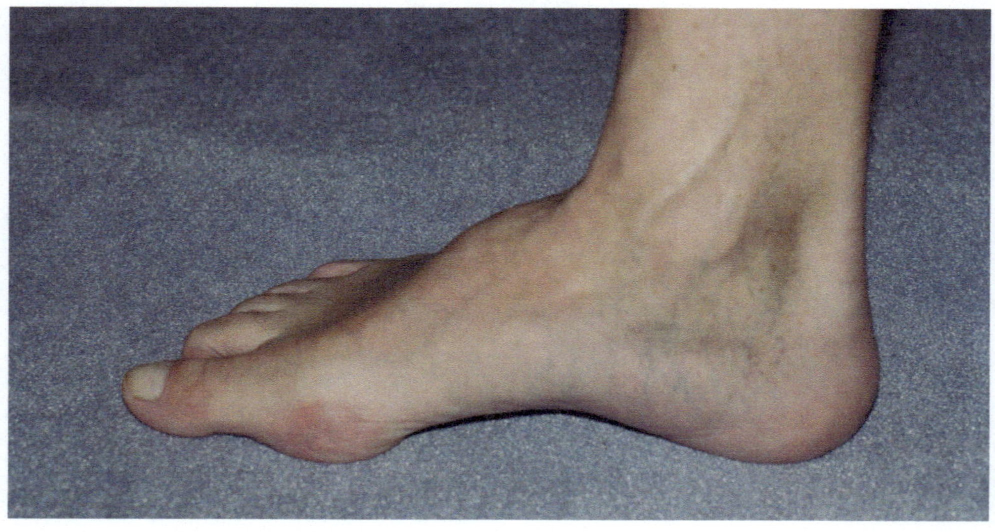

Der Senkfuß

Beim Senkfuß ist das Längsgewölbe abgeflacht. Das Kahnbein *(Os naviculare)* berührt den Boden (Einbruch des Fußgewölbes).

Ähnlich wie der Knickfuß kommt der Senkfuß häufig bei Jugendlichen oder älteren Menschen vor. Jugendliche wachsen oft sehr schnell und es fehlt die nötige Kraft. Menschen in fortgeschrittenem Alter sind oft übergewichtig und müde und haben nicht mehr die Energie und den Willen, sich wieder aufzurichten. Sie werden wieder zu Kindern.

Je nach Grad des Senkfußes fehlt die Energie, sich von der Mutter Erde oder der wirklichen Mutter abzulösen und sich aufzurichten. Der Betreffende ist stark mit der Erde – dem Erdelement – verbunden. Da das Längsgewölbe des Fußes der Wirbelsäule entspricht und dort die nötige Spannkraft fehlt, leiden diese Personen oft an Rückenproblemen. Der Tonus des Rückens ist geschwächt.

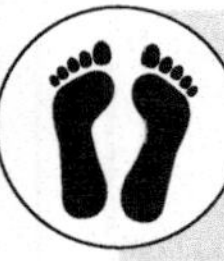

Tipp: Um das Längsgewölbe des Fußes zu stärken und wieder aufzurichten, empfehle ich bestimmte Übungen (vgl. 12. Kapitel, S. 171). Orthopädische Einlagen sind lediglich eine passive Therapie, der Fuß bzw. die Muskeln verändern sich dadurch nicht (Fußbett = der Fuß schläft). Durch aktive Übungen werden jedoch die Muskeln wieder gestärkt und das Gewölbe kann sich zur Idealform zurückbilden. Genauso wichtig ist es, die Person mental zu unterstützen, ihr Mut und Kraft zu vermitteln. Für die Stärkung des Rückens wäre eine Fußreflexzonenmassage zu empfehlen.

Der Plattfuß

Aus einem Senkfuß kann durch zu schwache Muskulatur und eine Bindegewebsschwäche ein Plattfuß entstehen. Hier fehlt das Fußgewölbe, der gesamte Fuß liegt flach auf dem Boden auf. Die Deutung ist die gleiche, nur mit noch stärkerer Ausprägung. Während der Entstehung eines Plattfußes treten starke Schmerzen in Fuß und Unterschenkel auf.

Der Spreizfuß

Der Spreizfuß gehört zu den am häufigsten im Laufe der Zeit erworbenen Fußdeformationen. Typische Merkmale sind ein verbreiterter Vorfuß und ein abgesenktes Quergewölbe. Meist sind Frauen betroffen. Denn neben Übergewicht und einer Muskel- und Bänderschwäche wird der Spreizfuß besonders durch das Tragen hoher Absätze gefördert.

Der ›Stoßdämpfer-Effekt‹ geht durch zu hohe Absätze größtenteils verloren, die Erschütterungen beim Gehen müssen von Beinen und Rücken aufgefangen werden. Die Knöchelchen der Zehen und die Mittelfußknochen werden vermehrt belastet, was zu Schmerzen führt. Oft versucht die Hornhaut ersatzweise einzuspringen, indem sie sich verdickt. Die Schwielen wiederum wirken als Fremdkörper und können den Druck und die Schmerzen noch verstärken.

Deutung: Der Schultergürtelbereich wird belastet und ist verspannt. Die Energien werden blockiert. Die Zehen sind angespannt und heben sich vom Boden der Realität ab, je nach Stärke des Spreizfußes.

Das bedeutet, dass die Person die Realität und die Auseinandersetzung mit Konflikten meidet. Sie träumt lieber als sich durchzusetzen und sich den Schwierigkeiten zu stellen. Je ausgeprägter ein Spreizfuß ist, desto stärker werden die Zehen angezogen, bis hin zu Hammerzehen.

Das weist auf eine starke Blockade im geistigen Bereich hin. Die Person wird immer unflexibler und der Fuß versteift sich immer mehr in seiner (Fehl-)Stellung. Die Sehnen werden angezogen und verkürzen sich, man spricht hier von einer Kontraktion. Oft ist auch die Atmung nicht sehr tief und es bestehen Probleme sich zu entspannen.

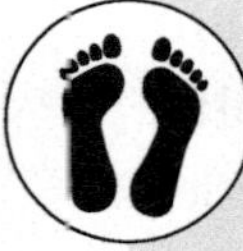

Tipp: Ich empfehle aktive Fußübungen (vgl. Kapitel 12, S. 169). Denn durch Dehnen der Sehnen kann einer Kontraktion vorgebeugt werden. Daneben ist es wichtig, mit Atemübungen für Entspannung zu sorgen.

Der Hohlfuß

Der Hohlfuß ist gekennzeichnet durch einen hohen Rist und ein ausgeprägtes Längsgewölbe. Auch bei dieser Stellung kann der Fuß nicht genügend abrollen. Um trotzdem Stabilität zu erlangen, verkrallen sich oft die Zehen.

Deutung: Die Person ist ehrgeizig und möchte ›höher hinaus‹. Der Faktor Leistung ist sehr wichtig. Es herrscht immer eine gewisse Anspannung und Angst.

Fuß- und Beinhaltung

Wie steht jemand auf seinen Füßen? Beobachte Menschen an einer Bushaltestelle, beim Einkaufen oder an einer Rezeption. Nur selten stehen Personen mit beiden Füßen gerade auf dem Boden. Wie jemand auf seinen Füßen und Beinen steht, lässt immer Rückschlüsse auf seine Stimmung und sein Verhalten zu. Je nach Gemütslage oder Stimmung verändert sich auch die Haltung.

Für ein besseres Verständnis der Deutung sollte man wissen: Das linke Bein entspricht der Gefühlsebene (weiblich), das rechte Bein dem Verstand (männlich).

Stehen

Stehen kann man auf vielfache Art und Weise, zum Beispiel gerade, auf Zehenspitzen oder indem man nur ein Bein belastet.

- Wenn eine Person das linke Bein leicht angezogen hat und das Körpergewicht vor allem auf das rechte Bein verlagert, bedeutet das, dass ihre Gefühlsseite blockiert bzw. geschützt ist, also nicht offen. Die Energien können nicht frei fließen. Die Person hält sich gefühlsmäßig zurück. Nach einer Weile kann sich das ändern. Beobachte die Veränderung.

- Wenn jemand das linke Bein angezogen hält, so gilt das gleiche unter umgekehrten Vorzeichen: Nun ist die Verstandesebene blockiert.
- Wird der rechte Fuß nach außen gedreht, bedeutet das, dass die Person gefühlsmäßig nicht blockiert ist. Die Gefühlsebene ist fest mit dem Boden und der Realität verbunden.
- Hüftbewegung – von einem Bein auf das andere wechseln. Das zeigt eine gewisse Unruhe, Überdruss, Ermüdung.
- Auf den Zehenspitzen stehen: Die Person möchte sich größer machen. Das bedeutet, dass sie ihren Worten mehr Gewicht geben möchte.

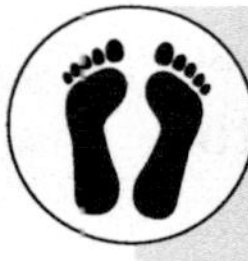

Tipp:
Beachte bei einer Konversation immer, welcher Fuß nach außen zeigt.

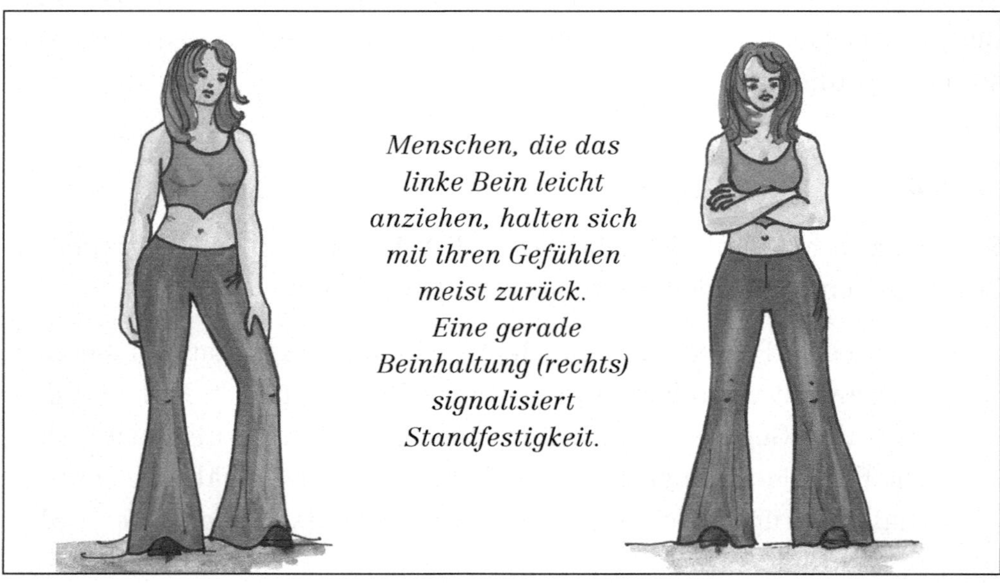

Menschen, die das linke Bein leicht anziehen, halten sich mit ihren Gefühlen meist zurück. Eine gerade Beinhaltung (rechts) signalisiert Standfestigkeit.

Sitzen

Beim Sitzen ist das Kreuzen der Beine sehr aussagefähig. Bei der Frau trifft das nur zu, wenn sie Hosen trägt.

- *Zusammengepresste Beine* zeigen eine gewisse Ängstlichkeit und den Wunsch sich abzugrenzen. Je stärker dieser Wunsch ist, desto enger werden die Beine zusammengehalten.
- *Gespreizte Beine* signalisieren Selbstsicherheit. Die Person ist offen und sucht sich nicht zu schützen.
- *Verschlungene Beine* weisen auf Unsicherheit und einen Mangel an Selbstvertrauen hin. Die Person versucht sich stark abzugrenzen.
- *Gekreuzte Beine*
  a) Das linke Bein über das rechte: Das linke Bein entspricht der Gefühlsebene, damit ist diese blockiert. Der Gefühlsbereich ist nicht offen und soll abgegrenzt werden.
  b) Das rechte Bein über das linke: Die Verstandesebene wird blockiert. Die Person grenzt die ›aktive Seite‹ nach außen ab.

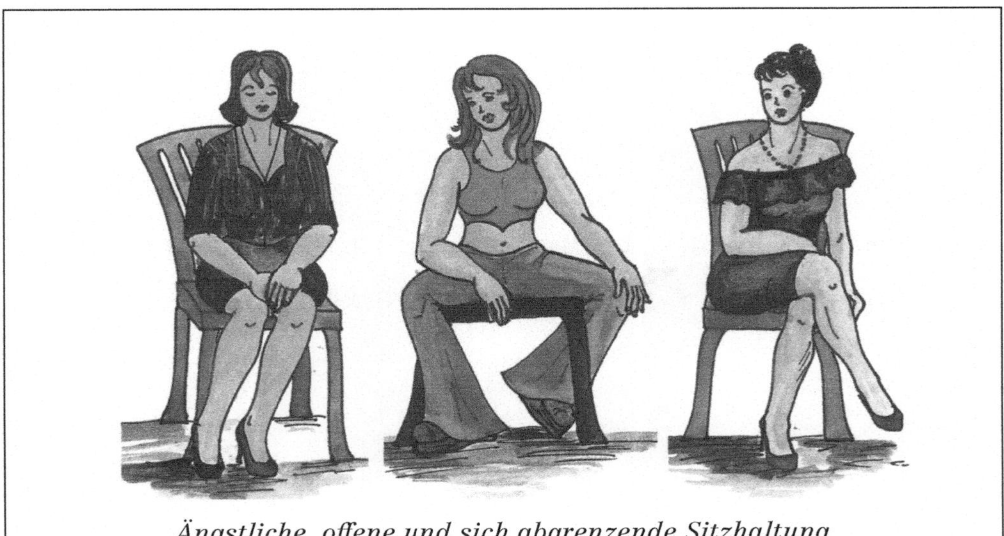

Ängstliche, offene und sich abgrenzende Sitzhaltung

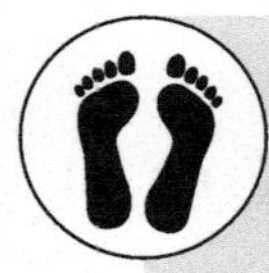

Tipp:
Beobachte zwei sich gegenübersitzende Personen. Wie groß ist ihr Abstand? Wenn du selbst mit einem dir gegenübersitzenden Menschen sprichst, erkennst du an seiner Haltung, wie offen er dir gegenüber ist. Wenn die andere Person z.B. die Arme verschränkt oder geschlossen hält, hat sie innerlich zugemacht und ist dir gegenüber nicht offen.

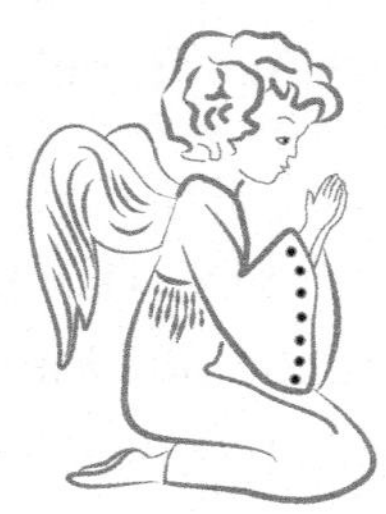

11. Kapitel

Wie gehst du durchs Leben?

Was der Gang verrät

Das dreigliedrige Schreiten / Gehmeditation

Das Abrollen der Füße

In welche Richtung gehst du?

Schrittgröße und Körperhaltung

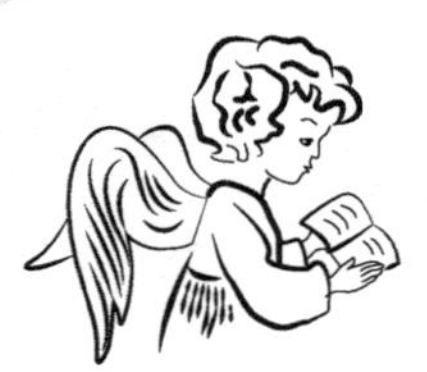

»Schon im Wort Müßiggang liegt Weisheit, denn echte Muße gibt es nur beim Gehen.«

Carl Zuckmayer
deutscher Schriftsteller
1897 – 1977

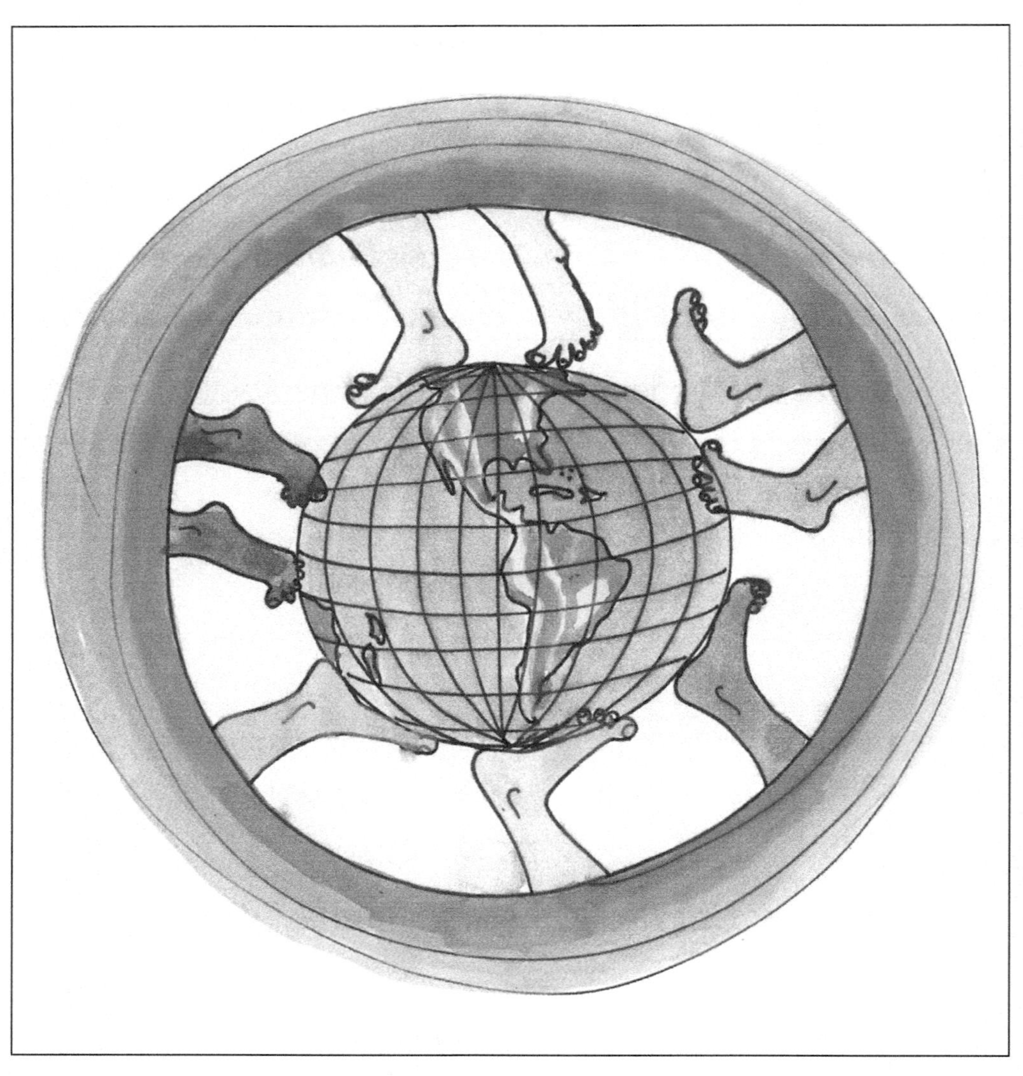

Der Mensch geht im Laufe seines Lebens rund 40.000 bis 150.000 Kilometer! Das bedeutet, die Füße tragen uns ein- bis viermal um die Erde. Vor 6 bis 8 Millionen Jahren entstand der aufrechte Gang.

Was der Gang verrät

Der Gang eines Menschen offenbart viel über dessen Persönlichkeit. Er zeigt, wie jemand durch das Leben geht und spiegelt die momentane Lebenshaltung wider. Wie wir gehen, weist auch auf den Grad unserer Zielstrebigkeit hin sowie auf die Wiilenskraft, mit der wir an der Verwirklichung unserer Ziele arbeiten.

Wie gehst du durch das Leben? Locker und beschwingt oder eher belastet? Dieses Kapitel verrät dir, was du aus dem Abrollen der Füße sowie aus der Schrittgröße erkennen kannst.

In der Evolutionsgeschichte war es der Mensch, der sich aufrichtete. Mit dem Aufrichten des Rückens bildete sich auch das Längsgewölbe am Fuß. Wenn wir die Füße von Menschenaffen betrachten, zeigen diese noch keine spiralförmige Verschraubung, was auf eine erst später einsetzende Entwicklung hindeutet.

Beim Menschen stehen im Unterschied zum Affen die Keilknochen übereinander und nicht mehr nebeneinander. Durch diese spiralförmige Verschraubung kann das Fersenbein außen belastet werden. Gleichzeitig berührt die Großzehe den Boden. Der Fuß bewegt sich dadurch nicht platt und flach, sondern er rollt sich schön ab. Im Gegensatz dazu läuft der Affe auf der Außenkante des Fußes.

Bei einem Baby hat der Fuß noch die Form eines Plattfußes. Mit Beginn des Laufens bildet sich langsam das Längsgewölbe am Fuß. Das Kind bekommt die Kraft sich aufzurichten. Genauso ist es beim Fuß. Die Muskeln und Sehnen sollten ausreichend stark sein, um das Längsgewölbe zu bilden und aufzurichten. Das Längsgewölbe des Fußes entspricht der Reflexzone des Rückens.

Das dreigliedrige Schreiten

Im 10. Kapitel (vgl. S. 143 ff.) habe ich bereits ein optimales Belasten auf den drei Stützpunkten beschrieben. So wie es ein optimales Stehen auf den Füßen gibt, so gibt es auch ein optimales Abrollen der Füße beim Gehen. Der große Anthroposoph Rudolf Steiner (1861–1925) nannte dies das *dreigliedrige Schreiten*. Es wird folgendermaßen ausgeführt:

Du stehst, die Füße sind parallel ausgerichtet und schulterbreit auseinander.

1. Phase: Setze eine Ferse vor, dann den Ballen.

2. Phase: Gehe leicht in die Knie und rolle den Fuß ab. Dabei den Fuß parallel und gerade halten.

3. Phase: Hebe nun den anderen Fuß. Zugleich spürst du den ersten Fuß, wie er optimal auf den drei Stützpunkten belastet ist. Dabei richtet sich der ganze Körper wieder auf.

Fazit: Das Gehen wird zu einem natürlichen Abrollen, bei dem man leicht in die Knie geht und sich dann wieder aufrichtet.

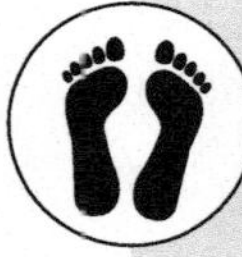

Tipp:
Wichtige Punkte, die du beim bewussten Abrollen beachten solltest:

- Die Füße sind immer parallel und gerade zu halten, sollten also nicht nach außen gedreht werden.
- Geh leicht in die Knie, so dass das Gehen zu einem leichten Federn wird. Atme dabei bewusst.
- Zuerst die Ferse, dann den Ballen belasten (nicht die Außenkante).

Alle drei Phasen sollten harmonisch ineinander übergehen. Wichtig ist ein langsames Gehen und dass die Ferse nicht zu stark betont wird.

In meinen Kursen und besonders mit den Patienten, die Fußprobleme haben, praktiziere ich die hier beschriebene Form des Abrollens immer wieder aufs neue. Besonders angenehm ist es, das dreigliedrige Schreiten barfuß auf einem weichen Teppich oder im Freien auf einer grünen Wiese zu üben. Ich bezeichne diese Übung auch als ›Gehmeditation‹.

Nur fünf Minuten langsames und bewusstes Gehen täglich können sehr viel bewirken. Du spürst anschließend deine Füße viel intensiver. Du fühlst dich ruhiger, zentrierter und dadurch auch besser geerdet. Mit dieser Form des Gehens stärkt man das Wurzel-Chakra. In der Folge verspürt man mehr Geborgenheit, Ruhe, Sicherheit und Vertrauen. Kraft und Energie kommen von Mutter Erde.

Im Folgenden sehen wir, wie Menschen mit unterschiedlichen Charakteren ihre Füße aufsetzen – nämlich sehr verschieden voneinander.

Das Abrollen der Füße

Es gibt ganz verschiedene Möglichkeiten, die Füße aufzusetzen und damit den Bodenkontakt herzustellen:

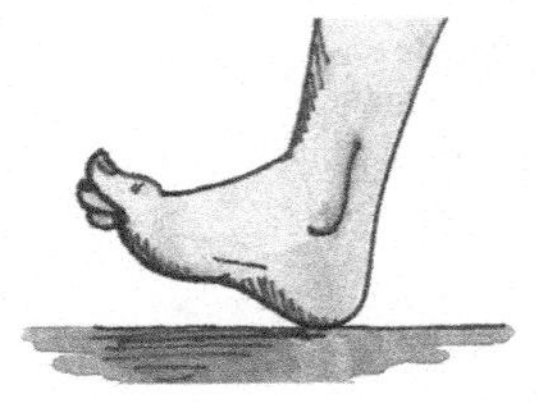

- *Die Ferse wird betont:* Persönlichkeit, die sich lautstark durchsetzt und auf andere keine große Rücksicht nimmt. Das Erdelement steht im Vordergrund: starker Wille und Durchsetzungskraft.

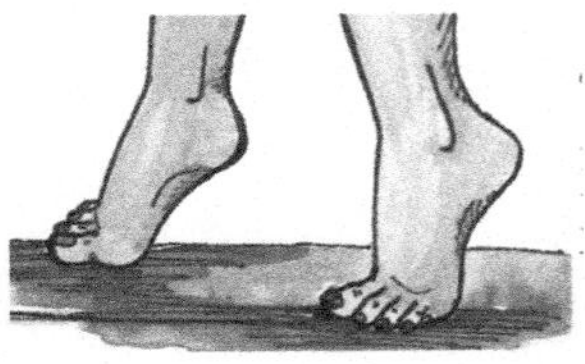

- *Tänzelnd:* Das ist die typische Gangart eines Träumers. Er ist voll guten Willens, hat aber oft Mühe, seine Projekte in die Tat umzusetzen. Der Schwerpunkt liegt auf dem geistigen Bereich mit dem Element Luft. Tänzelnder Gang ist auch häufiger bei kleinen Kindern zu sehen.

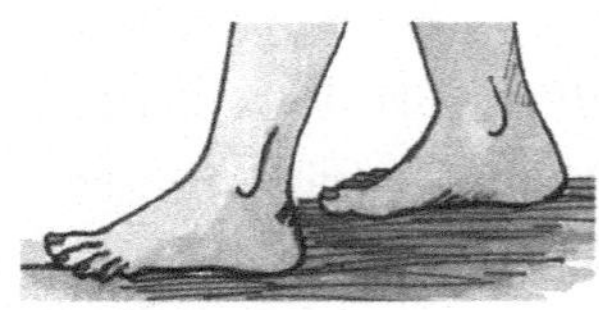

- *Wie Saugnäpfe:* Hier fehlt es an Spannkraft und Dynamik. Die Person lässt die Ereignisse über sich ergehen, ohne aktiv zu werden. Schlurfender Gang, zuviel Erdelement. Häufig bei älteren Personen zu beobachten.

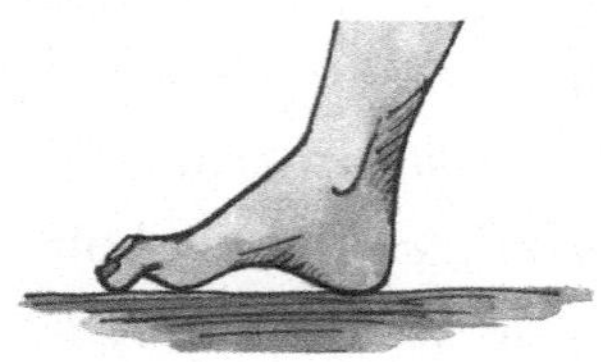

- *Wie Vogelfüße:* Die Person neigt dazu das Leben zu durchqueren, als stünde sie immer auf der Lauer. Es besteht eine starke Ängstlichkeit, ein nicht Loslassen-können. Menschen, die so gehen, haben meist einen Hohlfuß mit Krallenzehen. Das Element Luft steht im Vordergrund.

In welche Richtung gehst du?

Normalerweise sollten wir die Füße gerade und parallel aufsetzen, um ein optimales Abrollen zu ermöglichen. Tatsächlich tun das aber die wenigsten Menschen.

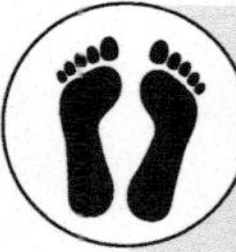

Tipp:

Beobachte einmal die Fußrichtung verschiedener Menschen beim Gehen. Oder noch viel interessanter und aufschlussreicher: Betrachte Fußspuren im Schnee, am Strand oder auf feuchten Wegen.

Die verschiedenen Richtungen

- *Gerade, parallele Richtung:* Die Person ist zielstrebig und geht ihren Weg.

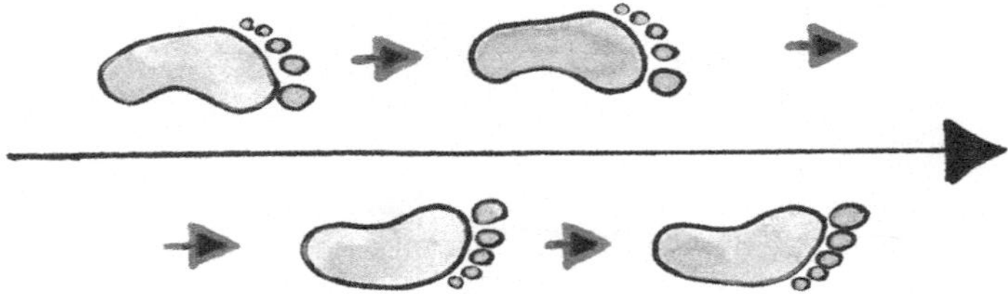

- *Abweichung des linken Fußes nach außen:* Der linke Fuß wird der Vergangenheit zugeordnet. Die Person ist noch mit der Vergangenheit beschäftigt und scheut Risiken.

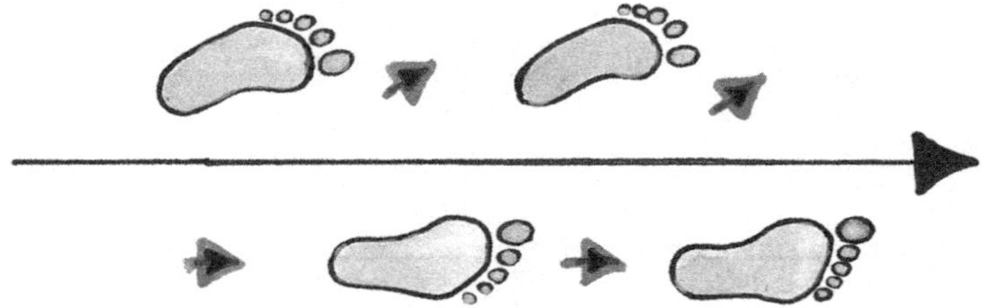

- *Abweichung des rechten Fußes nach außen:* Die rechte Seite wird der Zukunft zugeordnet. Die Person ist offen für Neues und sehr begeisterungsfähig. Sie ist immer einen Schritt voraus. Ein Nachteil: Zielstrebigkeit und Ausdauer können schon mal auf der Strecke bleiben.

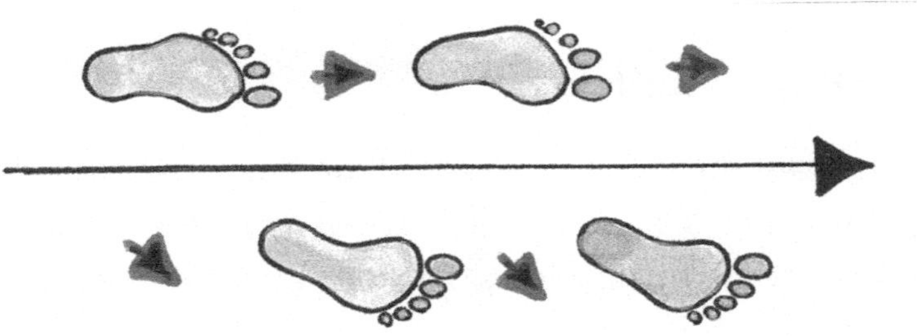

- *Beidseitige Abweichungen nach außen*: Es handelt sich um eine sehr offene, extrovertierte Person, sehr empfänglich, aber nicht besonders aktiv und zielstrebig. Sie hat die Neigung Dinge zu erdulden. Bei älteren Menschen sieht man diesen Gang häufiger – sie ›watscheln‹.

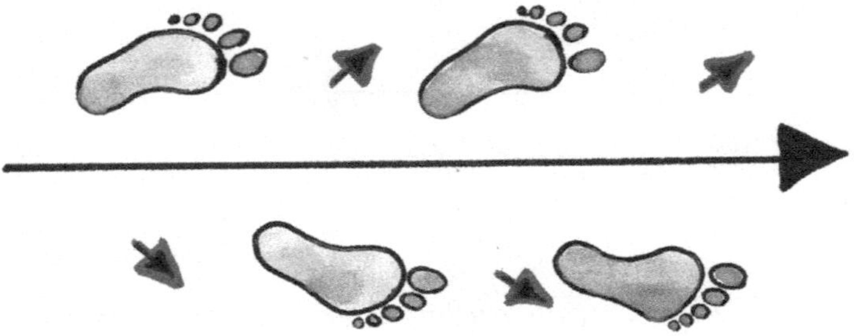

- *Abweichung nach innen:* Die Person ist introvertiert und sehr mit ihrer Gefühlswelt beschäftigt.

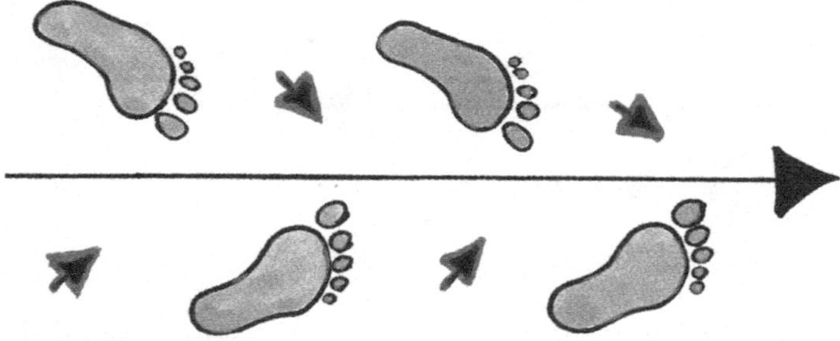

Schrittgröße und Körperhaltung

Achte beim Gehen auch auf die Schrittgröße und die Körperhaltung. Wie ist die Armhaltung? Bewegen sich die Arme beim Gehen oder bleiben sie steif? Ist der Oberkörper nach vorne geneigt? Ist der Rücken gerade? Wie ist die Kopfhaltung bzw. die Blickrichtung?

Schrittgröße	*Bedeutung*
Große Schritte	deuten auf Zielstrebigkeit und Tatkraft hin. Die Aufmerksamkeit ist nach außen gerichtet.
Kleine Schritte	zeigen Überlegung und Planung, aber auch Vorsicht und Ängstlichkeit.
Kleine Schritte mit wechselndem Rhythmus	zeigen große Unsicherheit. Die Person traut sich nicht, den nächsten Schritt zu tun.
Weicher harmonischer Gang	weist auf einen harmonischen und ausgeglichenen Menschen hin, der sich auf künftige Situationen einstellen kann.
Stockender abgehackter Gang	steht für Zwiespältigkeit. Auf der einen Seite besteht ein Wille, auf der anderen Seite ein Zögern, das Vorhaben auch in die Tat umzusetzen.
Langsames Gehen	zeugt meist von allgemeiner Energielosigkeit und mangelnder Willenskraft.

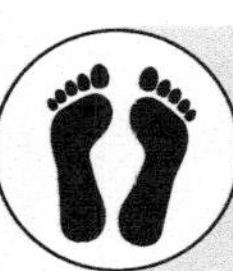

Tipp: Versuche, die verschiedenen Möglichkeiten beim Gehen nachzuahmen – fühle dich in verschiedene Personen hinein. Wie fühlt sich das an?

Armhaltung Körperhaltung	*Bedeutung*
Große Schritte mit wippendem Oberkörper	Unbekümmertheit, Sorglosigkeit, aber auch mangelnder Feinsinn.
Gehen in locker schwingendem Rhythmus	Beschwingtheit, Lebensfreude, aber wenig Zielstrebigkeit
Beim Gehen mit dem Körper auf- und abwippen	Die Person strebt nach mehr, als sie augenblicklich hat oder erreichen kann. Sie will darüber hinaus.
Große Schritte, übermäßige Bewegung der Arme	Emsigkeit und Tatwille. Meist handelt es sich um vorgetäuschte Betriebsamkeit – eine Energie, die schnell wieder verpufft.

Kopfhaltung	*Bedeutung*
Der Kopf wird beim Gehen nach hinten gezogen	Die Person ist nicht an der Außenwelt interessiert. Sie zieht sich zurück, ist mehr Beobachter. Die Kopfhaltung zeigt die mangelnde Fähigkeit, sich auf neue Situationen einzustellen. Eine solche Kopfhaltung macht die Person auch rein körperlich unbeweglicher.
Der Kopf wird beim Gehen nach vorne geschoben	Die Person ist offen und neugierig, hat die ›Nase bereits in den Dingen‹. Anderseits verrät diese Kopfhaltung auch Vorsicht, die Person ist ›auf der Hut‹. Der Oberkörper ist durch diese Haltung blockiert, die Atmung kann nicht frei fließen.

12. Kapitel

Streicheleinheiten für die Füße

Fußübungen – eine Wohltat, nicht nur für die Füße

Sandalen, Slipper oder High Heels?

Was Füße lieben

Mit den Füßen spielen

Mit den Füßen meditieren

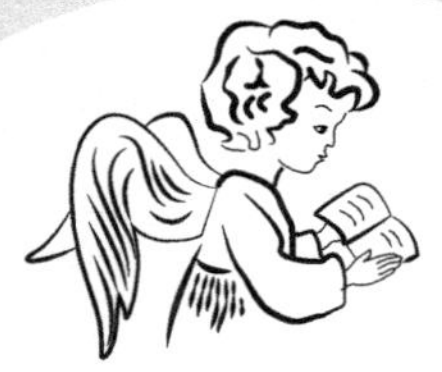

»Man braucht nicht immer denselben Standpunkt zu vertreten, denn niemand kann einen daran hindern, klüger zu werden.«

Konrad Adenauer
deutscher Politiker
(1876 – 1967)

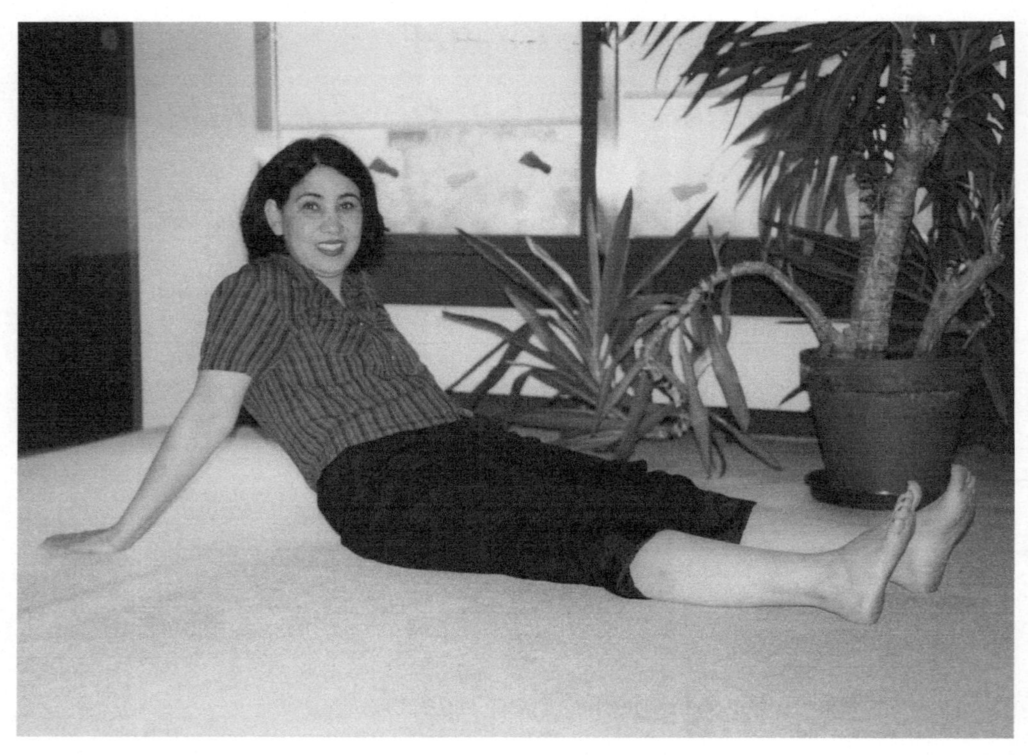

Ausgangsstellung für die folgenden Übungen

Fußübungen – eine Wohltat, nicht nur für die Füße

Stellung, Form und Richtung von Zehen haben einen bestimmten Bezug zu unserem Körper und unserer Seele. Viele Krankheiten und Beschwerden wie Rückenprobleme oder Nackenverspannungen müssten nicht sein, wenn wir unseren Zehen und Füßen mehr Aufmerksamkeit und Bewegung schenken würden. Stattdessen sind sie meist den ganzen Tag in Schuhe eingepresst. Auch das wohltuende Barfußlaufen ist für viele Menschen ein Fremdwort.

Wer dagegen seine Zehen immer wieder bewegt und lockert, kann auf der körperlichen wie auf der geistigen Ebene viel bewirken, denn er lockert gleichzeitig den Kopf- und Schultergürtelbereich. So hilft es etwa bei Nackenproblemen, die Großzehe kreisen zu lassen.

Alle folgenden Übungen bitte barfuß ausführen!

Kreisen der Fußknöchel

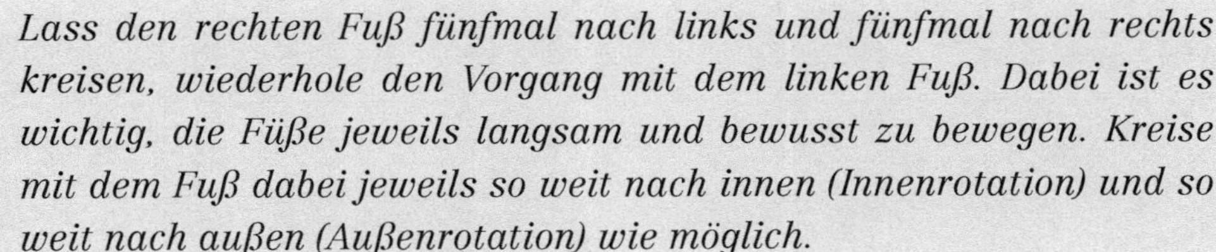

Lass den rechten Fuß fünfmal nach links und fünfmal nach rechts kreisen, wiederhole den Vorgang mit dem linken Fuß. Dabei ist es wichtig, die Füße jeweils langsam und bewusst zu bewegen. Kreise mit dem Fuß dabei jeweils so weit nach innen (Innenrotation) und so weit nach außen (Außenrotation) wie möglich.

Grundsätzlich gilt: Langsame Bewegungen sind effektiver. Wir halten viel Spannung in den Gelenken zurück. Oft fließt die Energie nur bis zu den Fußknöcheln und kann nicht frei bis zu den Füßen gelangen.

Beine ausschütteln

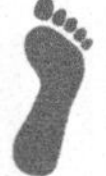

Du sitzt mit gestreckten Beinen auf dem Boden, die Arme nach hinten aufgestützt. Schüttle und lockere nun deine Beine bis zu den Füßen mehrmals aus. Kinder machen diese Übung übrigens gerne ganz intuitiv.

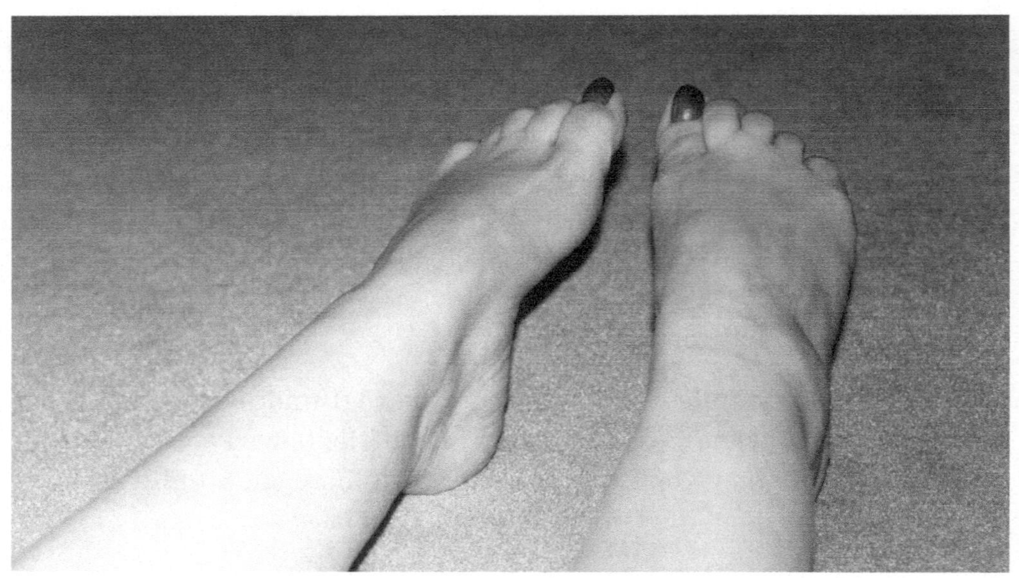

Übung Dorsalflexion: *Fuß und Zehen werden gedehnt, dabei tief ausatmen ...*

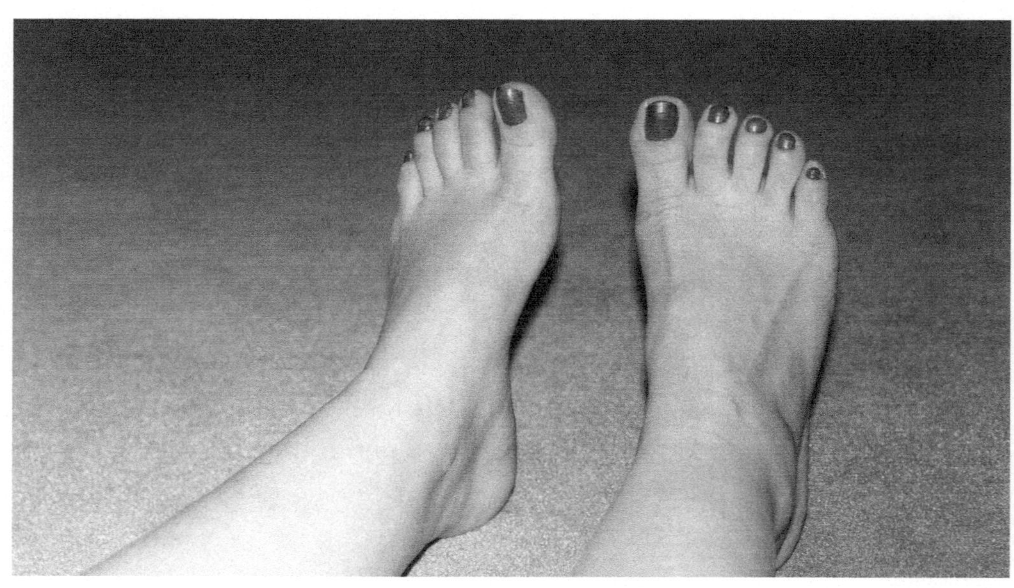

... dann wieder loslassen, die Zehen lockern und einzeln bewegen.

Übung für den Spreizfuß

Beim Spreizfuß ist vor allem das Quergewölbe durchgedrückt und die Sehnen am Fußrücken (Extensoren) sind sehr angespannt. Deshalb muss das Quergewölbe gestärkt und die angespannten und verkürzten Extensoren (Strecker) müssen wieder gedehnt werden.

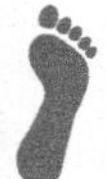

Du sitzt mit gestreckten Beinen auf dem Boden, die Arme nach hinten aufgestützt. Dehne nun die Füße und Zehen so weit wie möglich nach unten. Zähle dabei bis 10 und atme dazu tief aus. Strecke die Füße so fest und so weit wie möglich. Lass den Oberkörper möglichst locker und atme tief ein und aus. Nach jedem Dehnen und Anspannen die Zehen wieder lockern. Wiederhole dies fünfmal (immer dehnen/entspannen und einzeln bewegen). Täglich ein- bis zweimal.

Achtung: Wenn die Zehen sehr unbeweglich sind, kann es sein, dass du sofort einen Krampf bekommst. Dann dehne beim nächsten Versuch nur soweit du kannst. Bitte hab Geduld. Es ist wichtig, die Übung täglich zu wiederholen. Nach einer Weile wirst du feststellen, dass du die Sehnen langsam wieder dehnen und damit einer Kontraktion vorbeugen kannst. Denn die Sehnen haben die Tendenz sich zu verkürzen.

Nach einer Weile wirst du eine Veränderung spüren. Diese Übung ist vor allem hilfreich, wenn du Schmerzen in den Füßen hast oder zu Krämpfen neigst.

Übung für den Senk- und Plattfuß

Beim Senkfuß ist das Längsgewölbe abgeflacht. Bei der folgenden Übung geht es darum, die Muskulatur entlang dem Längsgewölbe zu stärken.

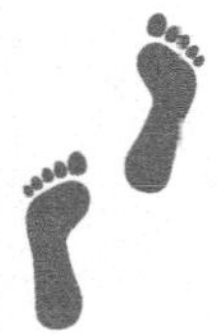

Du sitzt auf dem Boden – die Fußsohlen zeigen zueinander. Presse nun die Fersen und die Großzehen aneinander. Dabei wird das Quergewölbe verstärkt gebildet. Eine Übung, die sowohl bei Spreizfuß wie auch bei Hallux valgus gut tut.

Wichtig: Die Großzehen sollten möglichst in einem 90°-Winkel gegeneinander gedrückt werden.

Auch bei dieser Übung sollte so stark wie möglich angespannt werden. Du spürst die Spannung entlang dem Längsgewölbe des Fußes bzw. der Reflexzone des Rückens, eventuell auch am Fußrücken oder bis in die Beine. Das ist sehr gut und stärkt die Muskulatur. Halte die Spannung für eine Weile und lockere danach den Fuß. Auch diese Übung sollte mehrmals wiederholt werden.

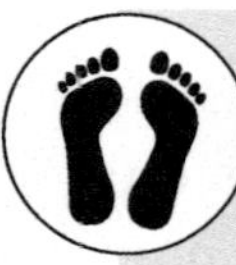

Tipp: Wenn du einen starken Spreizfuß hast, kann es nicht so einfach sein, die Großzehen aneinander zu drücken. Dann hilf mit deinen Händen und halte die Großzehen fest.

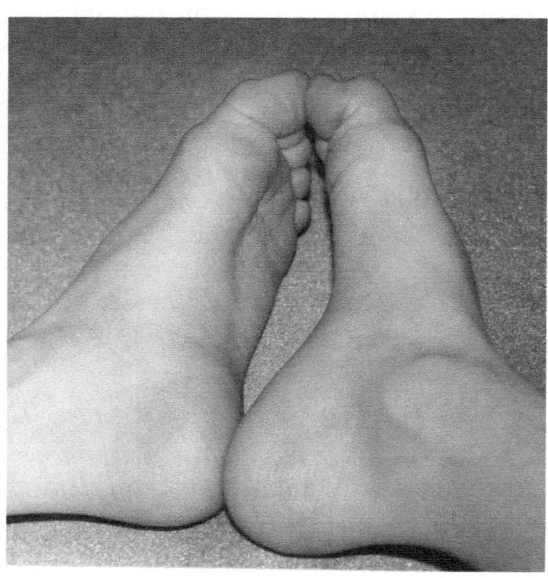

Übung für den Senkfuß: *Fersen und Großzehen werden aneinander gepresst.*

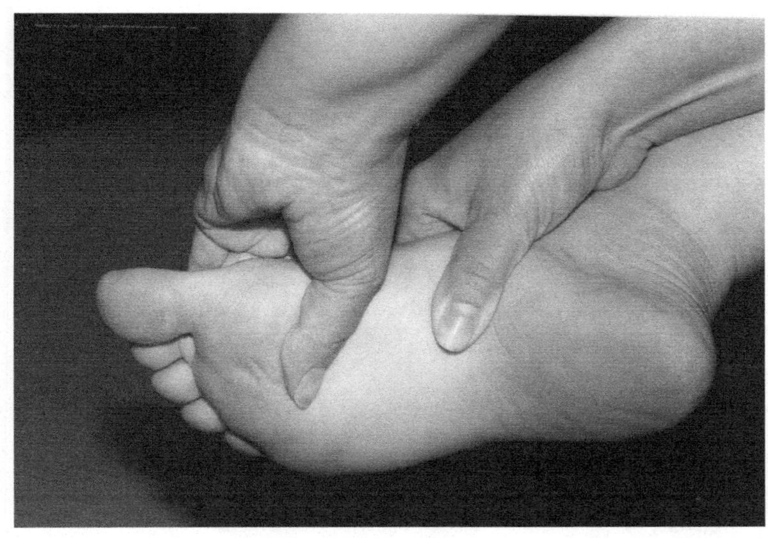

Massage des Längsgewölbes in gegenläufiger Richtung.

Massage des Ristes und des Längsgewölbes

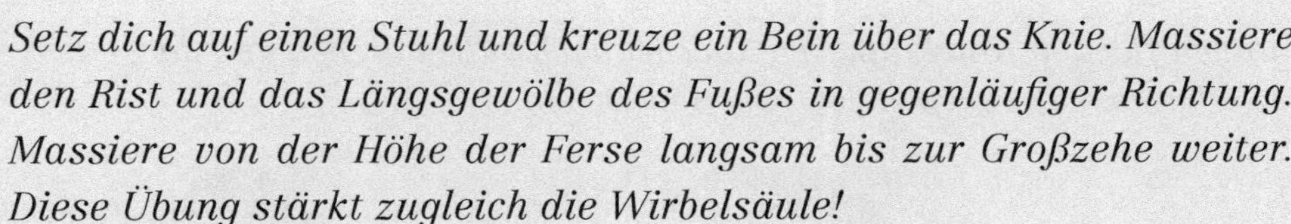

Setz dich auf einen Stuhl und kreuze ein Bein über das Knie. Massiere den Rist und das Längsgewölbe des Fußes in gegenläufiger Richtung. Massiere von der Höhe der Ferse langsam bis zur Großzehe weiter. Diese Übung stärkt zugleich die Wirbelsäule!

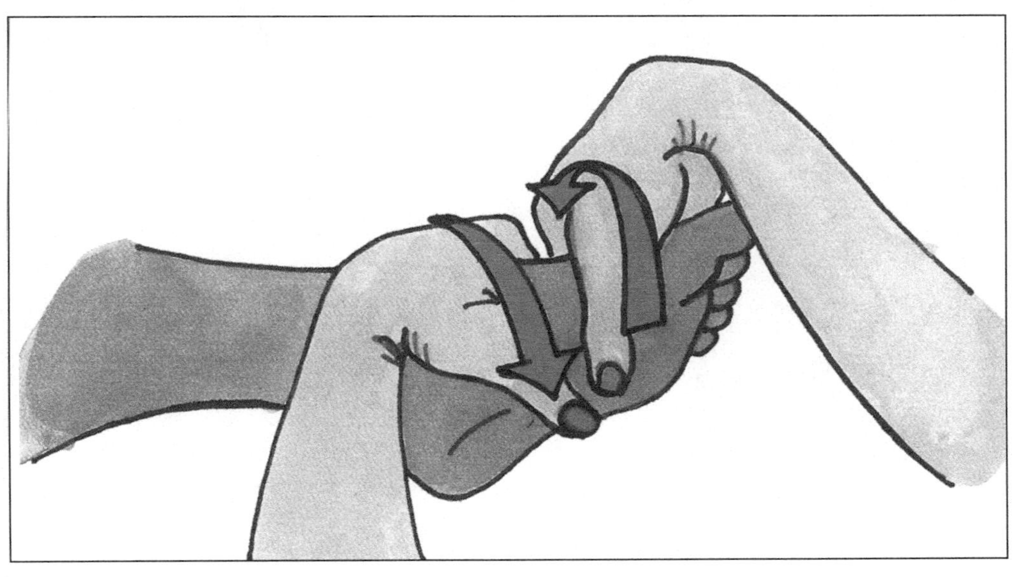

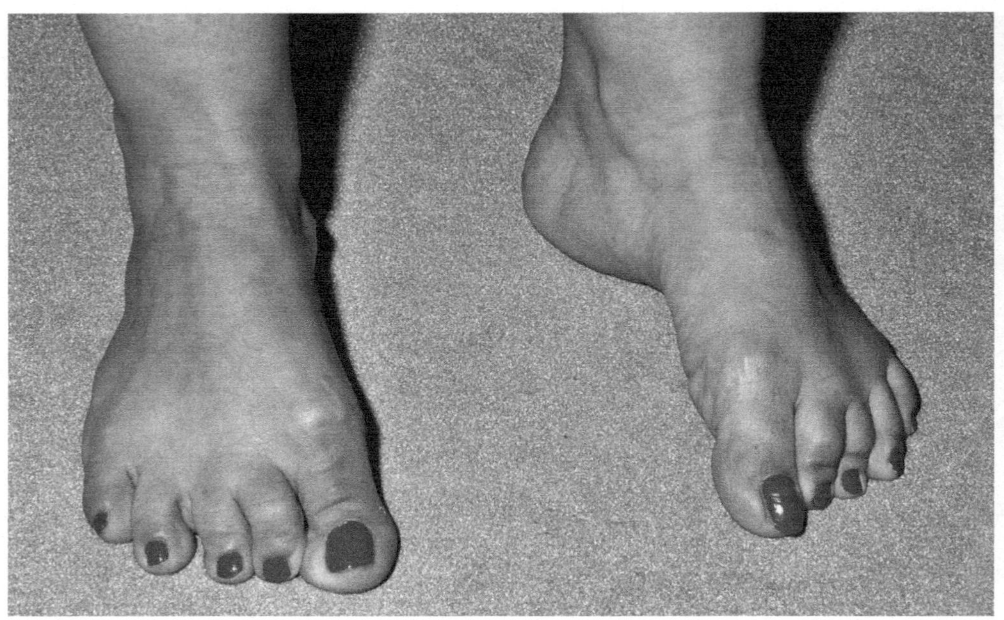

Übungen für den Knickfuß: *Den Knöchel nach außen drehen und dabei den Ballen heben. Die Zehen bleiben auf dem Boden.*

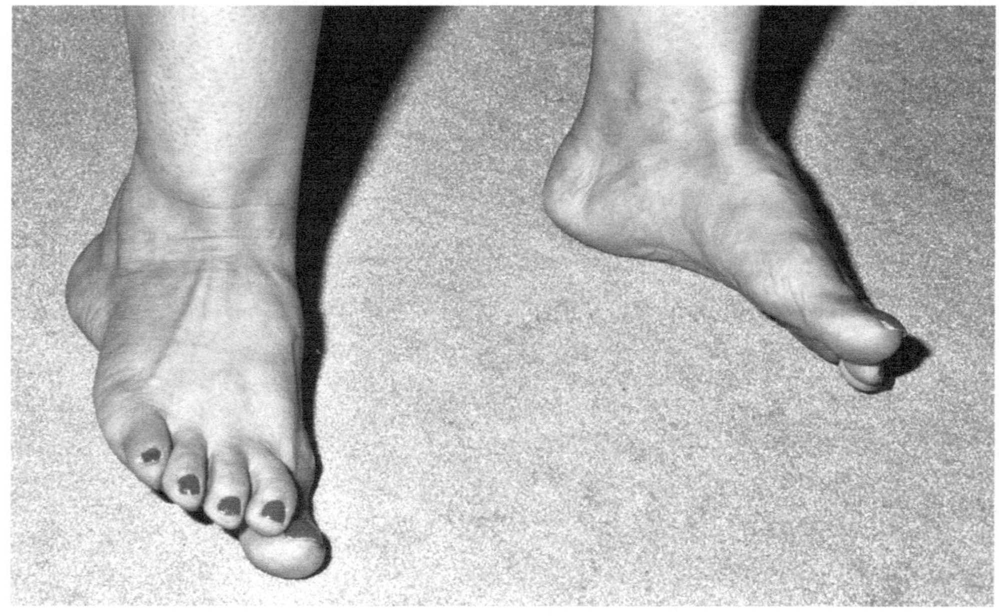

Auf den Kanten stehen. Hin und her, zehnmal wiederholen.

Übungen für den Knickfuß

Beim Knickfuß ist der Knöchel nach innen geknickt. Der vordere Unterschenkelmuskel muss gestärkt werden. Menschen mit Knickfüßen leiden häufig auch unter einem Senkfuß. Deshalb sind hier auch die Übungen für einen Senkfuß wichtig.

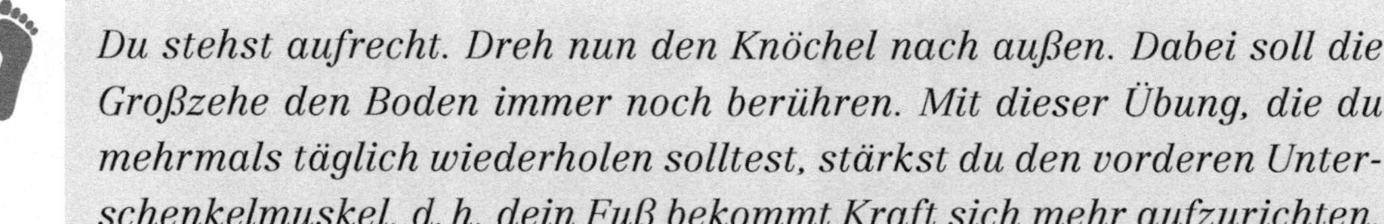

Du stehst aufrecht. Dreh nun den Knöchel nach außen. Dabei soll die Großzehe den Boden immer noch berühren. Mit dieser Übung, die du mehrmals täglich wiederholen solltest, stärkst du den vorderen Unterschenkelmuskel, d. h. dein Fuß bekommt Kraft sich mehr aufzurichten.

Eine andere Übung: *Du stehst mit dem rechten Fuß auf der Außenkante und mit dem linken Fuß auf der Innenkante – wie beim Skifahren. Nun wechselst du ab, einmal links und einmal rechts. Zehnmal wiederholen.*

Übungen für den Hohlfuß

Bei einem Hohlfuß besteht eine Spannung über dem Rist und oft krallen sich dabei die Zehen.

Du stehst aufrecht. Mit dem Einatmen krallst du die Zehen noch fester und spannst den ganzen Fuß an. Dann atmest du aus, löst und streckst Fuß und Zehen. Versuche möglichst jede Zehe zu strecken. Jede Zehe ist ein Energiekanal. Je gestreckter die Zehen sind, desto freier kann die Energie fließen. Diese Übung tut ganz allgemein gut bei Krallenzehen.

Eine weitere Übung: *Geh langsam barfuß und rolle federnd die Füße gut ab (sogenanntes dreigliedriges Schreiten, vgl. S. 157f.). Diese Übung fördert das natürliche Abrollen der Füße.*

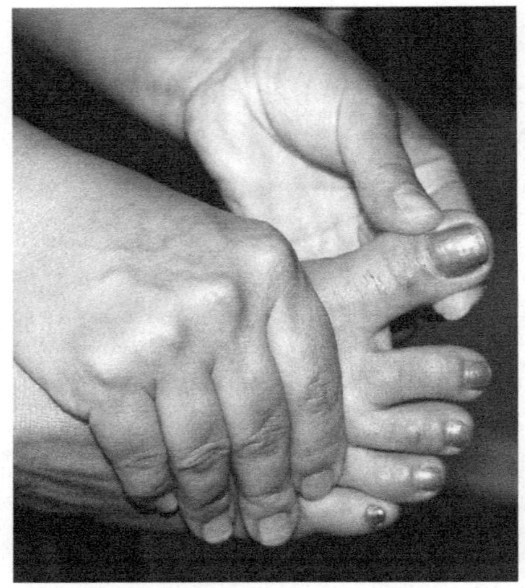

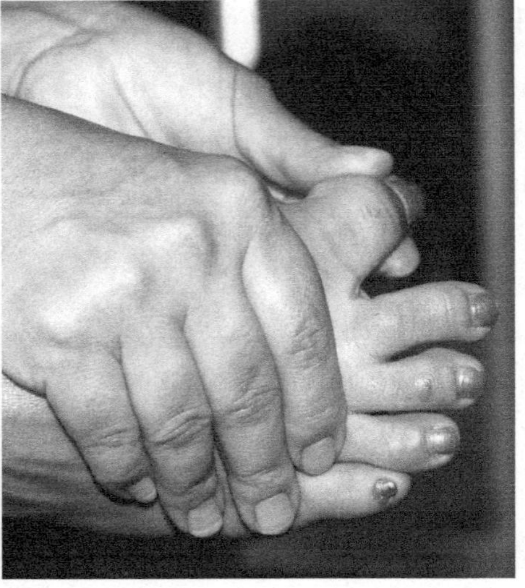

Übungen für den Hallux valgus: *Kreisen der Großzehe. Das macht nicht nur die Zehen beweglich, sondern lockert gleichzeitig auch den Nacken.*

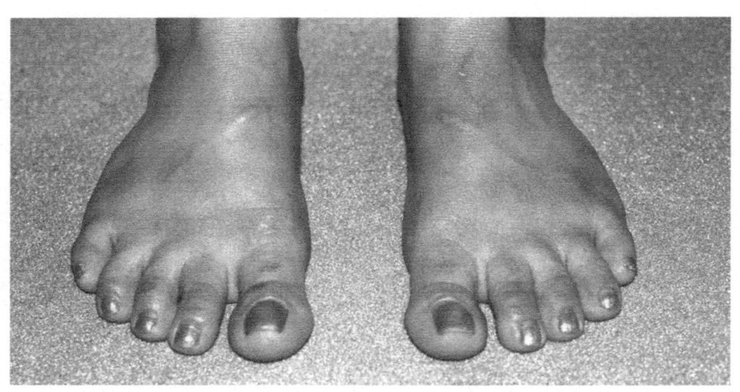

Aus dem aufrechten Stand heraus...

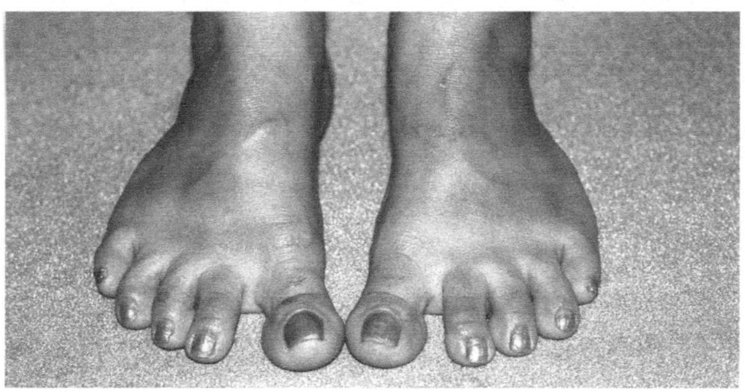

...die Großzehen nach innen (medial) bewegen.

Übungen für den Hallux valgus

Füße mit Hallux valgus kranken vor allem daran, dass das Grundgelenk immer unbeweglicher wird und dadurch die Beweglichkeit nach innen eingeschränkt ist. Da beim Hallux valgus das Grundgelenk der Großzehe und die Reflexzone der Halswirbelsäule betroffen ist, leiden betroffene Personen besonders unter Problemen mit dem Nacken und der Halswirbelsäule. Die folgenden Fußübungen machen deshalb nicht nur das Grundgelenk wieder beweglicher, sondern können auch Verspannungen des Nackens lockern und lösen.

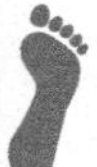

Du sitzt auf einem Stuhl. Kreuze ein Bein über dem Knie. Fixiere mit einer Hand das Grundgelenk der Großzehe. Mit der anderen Hand lässt du langsam die Großzehe kreisen – fünfmal nach innen und fünfmal nach außen, in beiden Fällen so weit und so langsam wie möglich.

Diese Übung entspricht dem Kopfkreisen. Das heißt, du lockerst dabei auch den Nacken – erst mit der rechten Großzehe, dann mit der linken. Wenn es beim Kreisen knackt, hängt das mit den Ablagerungen zusammen, die auch in den Gelenken des Nackens vorhanden sind.

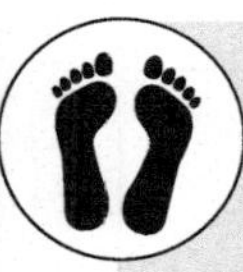

Tipp:
Je häufiger du diese Übung machst, desto beweglicher wird das Gelenk. Ablagerungen können sich mit der Zeit auflösen oder werden zumindest nicht stärker.

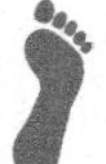

Eine weitere Übung: *Du stehst aufrecht. Versuche nun die Großzehe ganz wenig, d.h. so weit du kannst, nach innen (medial) zu bewegen. Sind deine Zehen beweglich? Diese Übung ist gut, um die Beweglichkeit der Großzehe zu fördern. Übe so oft wie möglich. Mit etwas Geduld wirst du nach einer Weile den Erfolg sehen.*

Sandalen, Slipper oder High Heels?

Die berühmte Modeschöpferin Diane von Fürstenberg sagte einmal: »Darauf ob Schuhe passen oder bequem sind, kommt es überhaupt nicht an. 88 Prozent aller Frauen kaufen ihre Schuhe eine Nummer zu klein. Schuhe, die wie angegossen passen, sind eher die Ausnahme.«

Da ist etwas dran. Denn Schuhe sagen nicht nur etwas über den gesellschaftlichen Status der Träger aus, sondern auch einiges über deren Psyche und Charakter.

Welche Art Schuhe trägst du?

Kleine Historie der Schuhe

Sandalen waren die früheste Form der Fußbekleidung, die Nachfolger primitiver Fußlappen. Offenbar hatte jede alte Kultur ihre eigene Variante – bestehend aus einer festen Sohle, die mit Riemen über dem Rist oder zwischen den Zehen gehalten wurde. Bereits 3.500 v. Chr. fertigten die Ägypter mit Hilfe von Fußabdrücken in nassem Sand genau passende

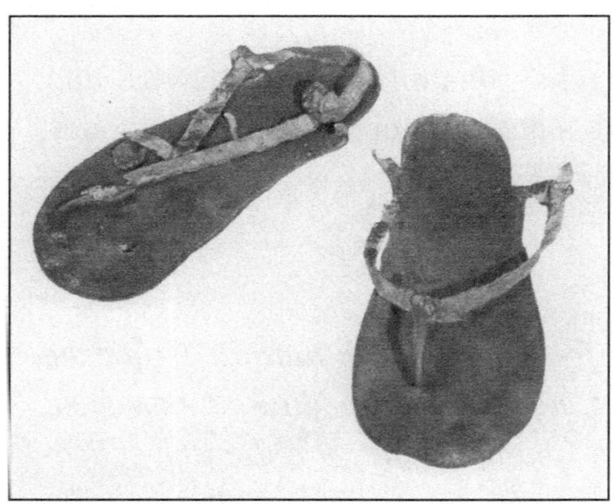

Sandale eines ägyptischen Arbeiters, 2.000 v. Chr.

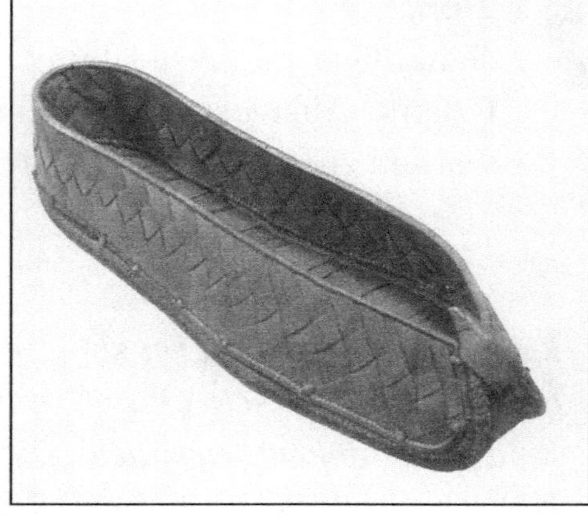

Eine 3.500 Jahre alte Palmblätter-Sandale aus Theben.

Sohlen aus geflochtenem Papyrus. Diese Sandalen boten Schutz vor Unebenheiten des Bodens und vor dem glühend heißen Sand.

Im Gegensatz zu den heutigen Schuhen waren diese Sandalen noch fußgerecht: Sie ließen Fuß und Zehen ihren Spielraum und sorgten für einen guten Bodenkontakt.

Heute sind Schuhe fast ausnahmslos der Mode unterworfen, was der Gesundheit der Füße oft alles andere als dienlich ist. So geht beispielsweise bei Schuhen mit Plateausohlen der Bodenkontakt völlig verloren.

Wichtig beim Kauf neuer Schuhe

Flexible, nicht zu dicke Sohle

Die Sohle trägt die Füße. Sie sollte stabil, aber nicht zu dick sein. Denn sie muss einen guten Bodenkontakt und damit eine gute Erdung herstellen können und ein optimales Abrollen der Füße gewährleisten.

Die Beschaffenheit der Sohle kannst du übrigens ganz einfach selbst testen: Nimm den Schuh in die Hand und versuche ihn zu biegen. Ist er steif wie ein Brett, stell ihn lieber gleich wieder zurück ins Schuhregal. Gibt er in einer elastischen Form nach, dann ist er flexibel und erfüllt die oben genannten Anforderungen.

Schöne, aber bequeme Form

Schuhe sollten so geformt sein, dass sie Füßen und Zehen genügend Bewegungsspielraum bieten. Meide deshalb möglichst vorne spitz zulaufende Schuhe, die die Zehen einengen und quetschen können. Mach auch hier den Eignungstest: Stell den Fuß auf den Schuh – dann erkennst du sofort, ob der Schuh zu schmal ist oder ob er die richtige Breite besitzt.

Nur die wenigsten Menschen haben ganz schmale grazile Füße. Auch die Schuhmode hat sich darauf eingestellt. So gibt es heute vielfältige, hübsche und gleichzeitig wohlgeformte bequeme Schuhmode zu kaufen.

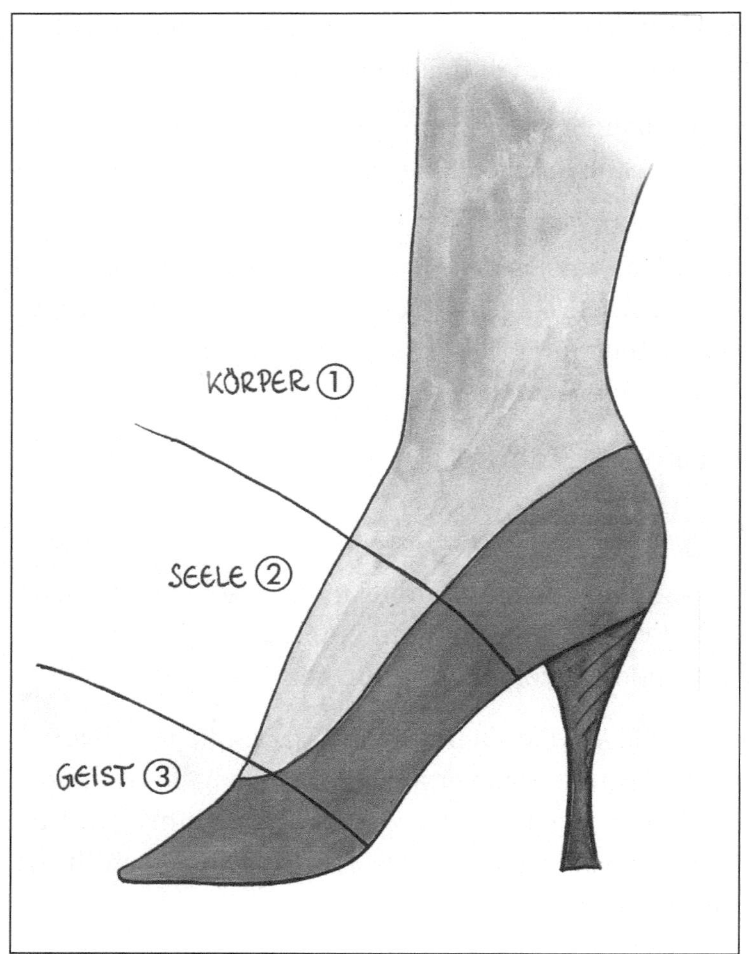

Zeichnung: Heilrun Schröder

Wer ständig High Heels trägt, engt das eigene Denken ein und gibt dem eigenen Willen keine Kraft.

Keine zu hohen Absätze

Damit du mit den Schuhen gut abrollen kannst, sollte der Absatz nicht zu hoch sein. Natürlich kann man zu einem besonderen Anlass auch einmal einen Schuh mit hohem Absatz tragen. Wer das aber ständig tut, muss damit rechnen, einen Spreizfuß zu bekommen. Denn hohe Absätze belasten vor allem den Vorfuß. Außerdem ändert sich mit hohen Absätzen die gesamte Körperhaltung: Der Po wird nach hinten gedrückt, es bildet sich ein Hohlkreuz – Rückenbeschwerden sind vorprogrammiert.

Was hohe Absätze auf Dauer bewirken:

1. Die Ferse entspricht dem körperlichen Willen des Menschen. Bei hohen Absätzen hängt der Wille in der Luft, kann somit keine Kraft ausüben. Eine Erdung ist nicht möglich.
2. Die Seele ist zwar auch ›steil gestellt‹, wird aber nicht berührt. Es kommt also zu keinen negativen Konsequenzen.
3. Vorfuß und Zehen entsprechen dem geistigen Bereich. Der Vorfuß wird durchgedrückt (Spreizfuß). Dadurch wird auch der Schultergürtel angespannt. Die Zehen werden eingegrenzt. Die Folge: Eigenes Denken wird erschwert. Die Person passt sich an, ordnet sich unter und macht Dinge, die ihr nicht entsprechen.

Was Füße lieben

Nicht nur die Schuhe spielen eine wichtige Rolle für das Wohlergehen deiner Füße. Mit regelmäßigen kleinen Streicheleinheiten wie etwa einem Fußbad oder einer Bürstenmassage kannst du deinen Füßen und dir selbst dauerhaft etwas Gutes tun.

Barfuß gehen

Die wenigsten Menschen sind es heute noch gewohnt barfuß zu laufen. Wann immer es möglich ist, solltest du das tun und deinen Füßen ein wenig Bewegungsfreiheit gönnen. Besonders schön ist das Barfußlaufen auf einer Wiese oder auf einem weichen Waldboden. Das fühlt sich nicht nur angenehm an, sondern macht auch Sinn: Die Füße können weich federn und die Gelenke werden geschont – im Gegensatz zum Laufen auf hartem Boden.

Vor meiner Wohnung befindet sich ein kleiner Garten mit Freisitz und Wiese. Im Sommer ist es herrlich, früh am Morgen, wenn der Rasen noch taufeucht ist, mit bloßen Füßen darüber zu laufen. Das regt die Durchblutung an und man wird auf angenehme Art wach.

Bürstenmassage

Behandle morgens mit Hilfe einer speziellen Massagebürste die Fußsohlen sowie die Innen- und Außenknöchel. Dadurch förderst du die Durchblutung und aktivierst zugleich die Reflexzonen. Die Massage kann trocken oder auch mit Wasser und Seife erfolgen. Wenn Kenntnisse zu den Fußreflexzonen vorhanden sind, können diese bei der Behandlung mit eingebracht werden. In jedem Fall aktiviert eine solche Massage die Blutzirkulation und bringt den Kreislauf in Schwung. Deshalb sollte sie möglichst morgens gemacht werden.

Die Füße eincremen

Für die meisten Menschen ist es selbstverständlich, den Körper nach dem Duschen mit einer Lotion einzucremen. Und die Füße? Die werden fast immer vergessen!

Denke einfach öfter mal an deine Füße! Denn wer sich an den Füßen wohlfühlt, wird merken, dass sich dieses Wohlgefühl schnell über den ganzen Körper ausbreitet. Insbesondere sind Cremes zu empfehlen, die mit ätherischen Ölen angereichert wurden. Es ist sinnvoll, die Füße morgens einzucremen, denn damit kann man den ganzen Körper aktivieren.

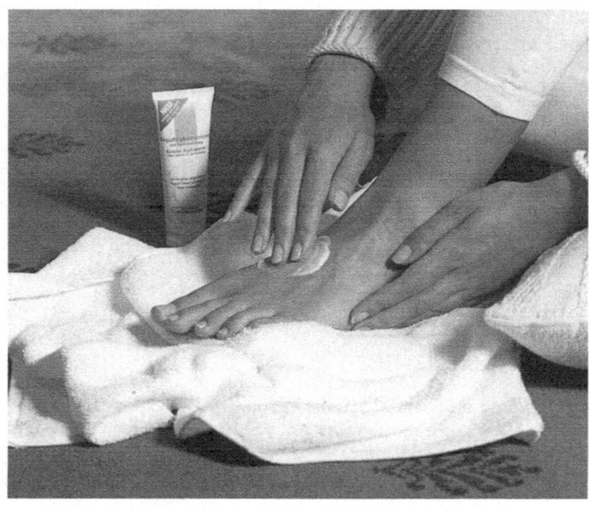

Liebevolles Eincremen der Füße tut dem ganzen Körper gut. (Foto: Scholl)

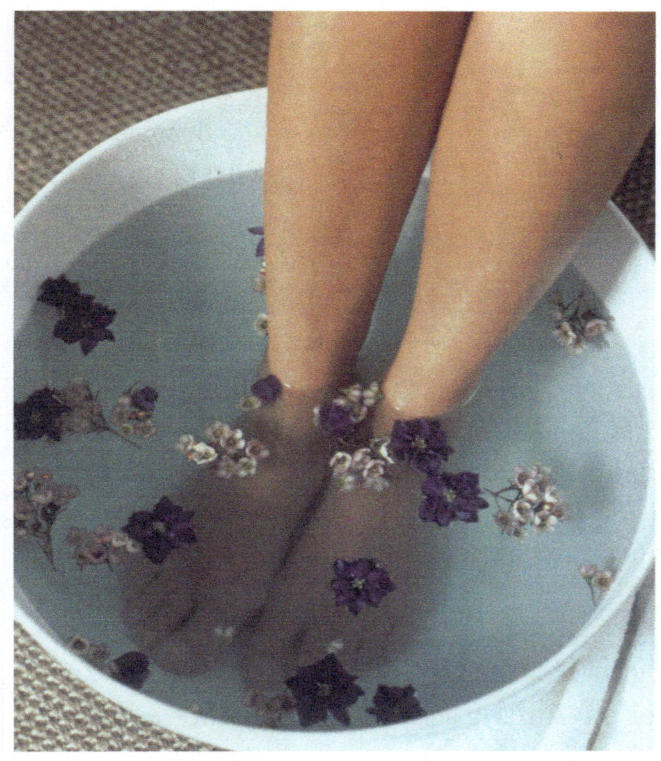

Ein wohltuendes Fußbad mit duftenden Blüten und ätherischen Ölen stimuliert die Sinne. (Foto: Scholl)

Fußbad

Verwöhne dich hin und wieder mit einem Fußbad mit speziellen ätherischen Ölen – je nach der Wirkung, die du gerne erreichen möchtest. So eignen sich etwa Pfefferminze, Lemongras, Fichtennadel, Zitrone oder Rosmarin gut für ein morgendliches Fußbad, da sie erfrischend wirken. Melisse, Kamille oder Lavendel wirken beruhigend und tun am Abend gut. Nimm dir Zeit und Ruhe dafür.

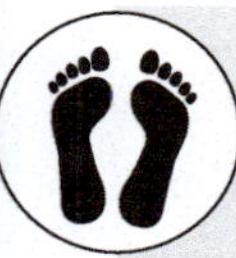

Tipp:
Gib etwa vier bis fünf Tropfen des ätherischen Öls deiner Wahl zusammen mit einem Döschen Kaffeesahne in das Fußbad (die Sahne wirkt als Emulgator). Die Dauer des Fußbads sollte 15 bis 20 Minuten betragen.

Mit den Füßen spielen

Füße und Zehen sind viel gelenkiger, als man denkt. Wie bei den meisten Dingen im Leben handelt es sich auch hier um eine Frage des Trainings. Probiere doch einfach mal die folgenden Übungen! Du wirst schnell feststellen, wie viel Freude das macht!

Mit den Füßen schreiben

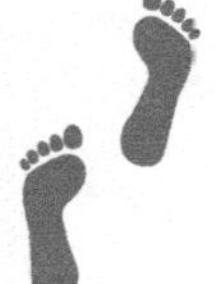

Hast du schon einmal versucht, mit den Zehen zu zeichnen oder zu schreiben? Probiere es aus! Es macht Spaß, die Füße auf eine andere Art zu bewegen und zu benutzen. Nimm ein großes Blatt Papier und einen Mal- oder Filzstift. Schreib mit dem linken oder rechten Fuß deinen Namen oder versuche etwas zu zeichnen. Welcher Fuß kann es besser?

Es ist außerdem eine sehr gute Möglichkeit, die Beweglichkeit der Zehen zu trainieren. Auch wenn es am Anfang schwierig erscheint – es ist möglich! Denke an Fußmaler, die ihre Zehen optimal trainiert haben!

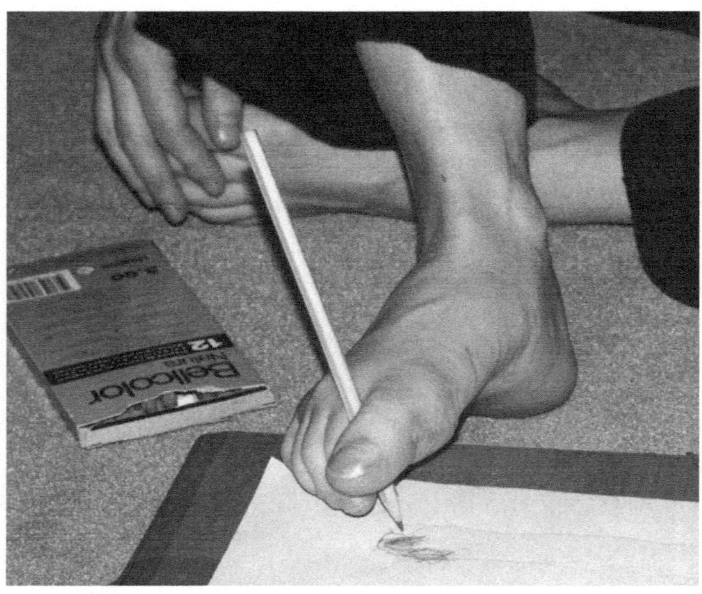

Mit den Füßen zeichnen stärkt den Kontakt zu uns selbst und fördert die Beweglichkeit der Zehen.

Die Füße zeichnen

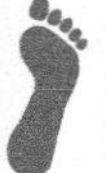

Stell dich barfuß auf ein Blatt Papier und umfahre deine Füße mit einem Stift. Vergleiche das Abbild deines linken Fußes mit dem rechten.

Nimm jetzt ein neues Blatt Papier und versuche deine Füße frei zu zeichnen. Diese Übung ist gut um festzustellen, welches Bild du von deinen Füßen hast. Du lernst dabei, dich mehr in sie einzufühlen.

Mit den Füßen spielen

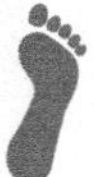

Zieh häufiger die Socken aus und bewege / lockere deine Zehen. Mach das beispielsweise während des Fernsehens oder wenn du auf der Toilette sitzt. Stell dir vor, dass dabei der Kopf- und Schultergürtelbereich gelockert wird. Du bekommst dadurch einen besseren Kontakt zu deinen Füßen und die Energien können wieder freier fließen. Es ist ein gutes Zeichen, wenn deine Füße während der Bewegung wärmer werden.

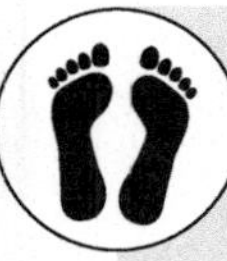

Tipp:

Lass die Füße häufiger Tätigkeiten verrichten, die sonst die Hände machen. Benutze zum Beispiel deine Füße, um vom Boden etwas aufzuheben – anstatt das wie gewohnt mit den Händen zu tun. Oder betätige einen Schalter am Boden mit den Füßen – ich selbst mache beispielsweise meine Musikanlage mit einem am Boden befindlichen Schalter mit den Füßen an und aus.

Du kannst auch spezielle Fußübungen ausprobieren. Du könntest zum Beispiel versuchen, ein Taschentuch oder einen Bleistift mit den Zehen vom Boden aufzuheben und wieder loszulassen.

Oder rolle mit den Füßen auf einem Gummiball oder einem speziellen Gummiroller. Damit kräftigst du das Quergewölbe, regst die Durchblutung an und stärkst zusätzlich die Reflexzonen an den Fußsohlen.

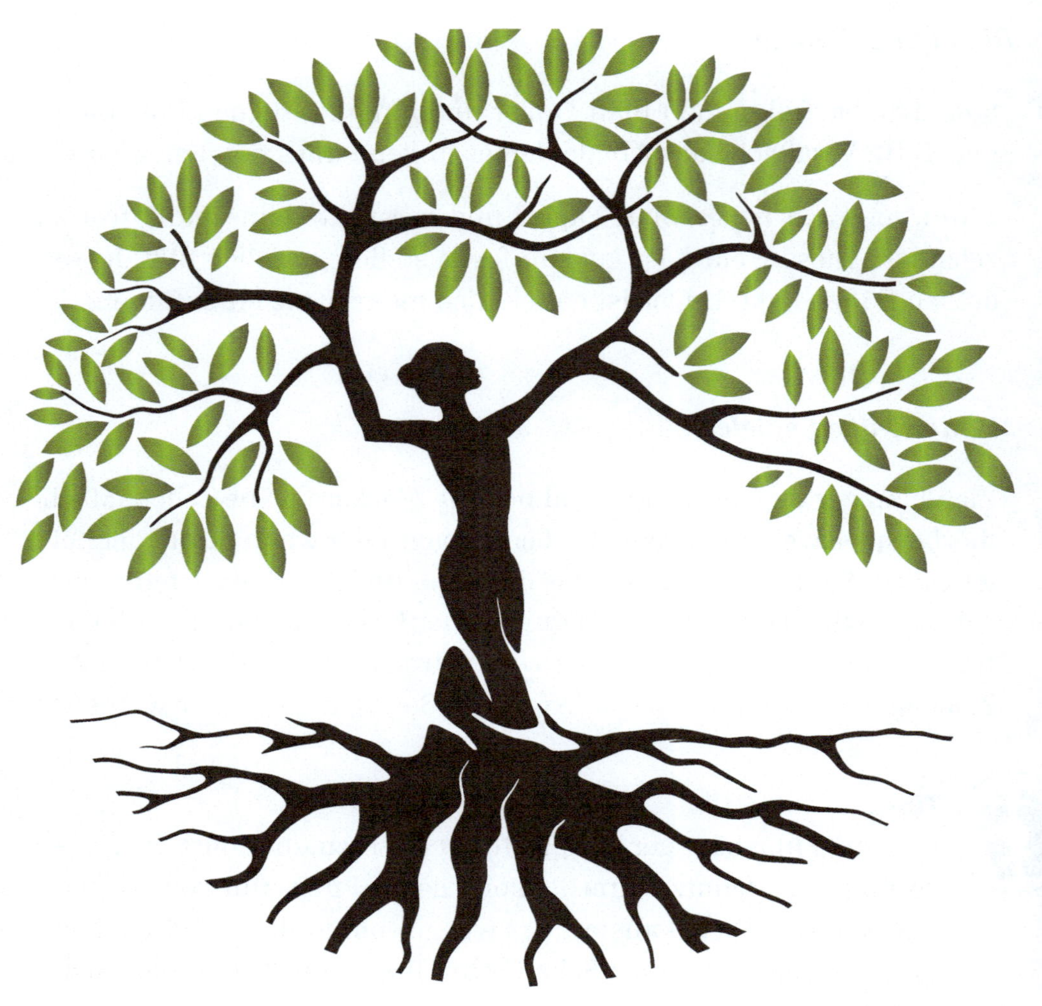

Baumübung
Hier kommt es besonders darauf an,
die eigenen Wurzeln zu spüren und sich so
mit Energie aufzuladen.

(Abb. kareemov©shutterstock.com)

Mit den Füßen meditieren

Zum Schluss möchte ich dir zwei Meditationsübungen mit auf den Weg geben, die dir und deinen Füßen einen optimalen Bodenkontakt und eine gesunde Standfestigkeit vermitteln.

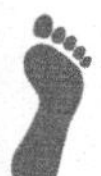

Die Wurzeln spüren

Die Füße stehen gerade und schulterbreit auseinander. Schließe nun die Augen und stelle dir bildhaft vor, wie unter deinen Fußsohlen mehrere Wurzeln in den Boden wachsen, die sich regelmäßig verteilen. Der Boden ist gut genährt. Durch diese Wurzeln verankern sich deine Füße immer mehr. Du stehst fest auf beiden Füßen und spürst, dass du sie nicht mehr bewegen kannst. Auch die Vorstellung, dass deine Füße innerlich größer werden, ist möglich.

Fahre nun mit deinem inneren Auge langsam hoch – du spürst die Unterschenkel, dann die Knie, die Oberschenkel, den unteren Rücken und das Gesäß. Bewege dich langsam weiter hoch Wirbel um Wirbel entlang der Wirbelsäule bis zum Nacken und zum Scheitelansatz. Nun spürst du den Scheitel oben am Kopf. Stell dir nun vor, wie du deinen Kopf mit einem Faden bis zur Decke verlängerst. Atme tief ein und aus. Spürst du, wie gerade und aufgerichtet du stehst? Wie fühlt sich die Größe an?

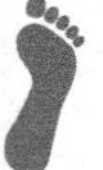

Baumübung

Du stehst gerade, die Füße schulterbreit auseinander. Stell dir nun vor, ein Baum zu sein, der tiefe Wurzeln in der Erde bildet. Fahre nun mit deinem inneren Auge langsam den Baumkörper hoch. Wie dick ist der Stamm? Welche Form haben die Äste?

In welcher Jahreszeit befindet sich der Baum? Im Frühjahr, Sommer, Herbst oder Winter? Was für eine Krone hat er? Welche Blätter? Trägt er Früchte? Wo steht der Baum? Steht er alleine oder mit anderen zusammen?

Registriere alle Einzelheiten genau, aber bewerte sie nicht. Diese Übung kann sehr viel Kraft geben. Zudem werden dadurch deine Wurzeln gestärkt. Damit schaffst du für dich und deine Füße sicheren Bodenkontakt und eine gute Standfestigkeit.

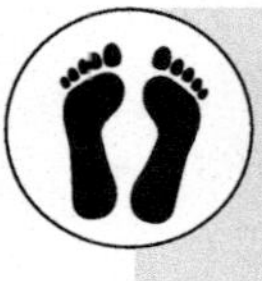

Tipp:
Versuche diese Übung auch in freier Natur. Danach bist du aufgeladen mit Energie.

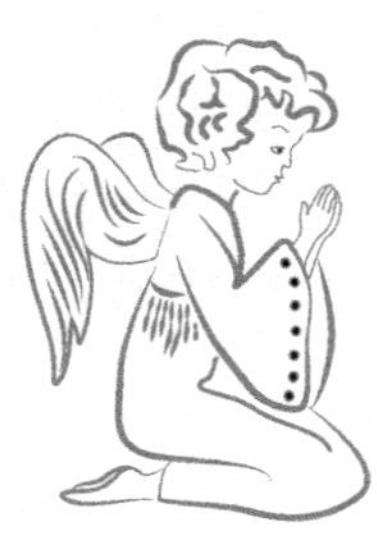

Nachwort

Nach über 30 Jahren Arbeit mit und an den Füßen betrachte ich es als meine spirituelle Aufgabe, das Wissen rund um das Feet-Reading an möglichst viele Menschen weiterzugeben, damit sie den Wert und die Bedeutung der Füße erkennen. Pflege und schätze deine Füße, denn sie tragen dich durch das Leben!

Aus den Füßen zu lesen ist viel mehr als nur eine Diagnosehilfe für Menschen mit gesundheitlichen Problemen. Es kann auch für all jene eine Bereicherung sein, die sich bereits mit Themen wie Körpersprache, Antlitzdiagnostik, Physiognomie oder Handlesen beschäftigt haben. Denn anhand der Form, Farbe und Stellung der Füße lassen sich spannende Aussagen über die Persönlichkeit eines Menschen treffen. Mit der Methode des Feet-Reading hast du also ein Werkzeug in der Hand, das die Menschenkenntnis enorm verbessern kann.

Nach der Lektüre dieses Buches wirst du sicher ganz anders auf Füße schauen als zuvor. Und sicher wird ab und zu ein verstehendes Lächeln über dein Gesicht huschen … Hast du erst einmal gelernt, auf bestimmte Merkmale zu achten, wirst du erstaunt sein, wie verschieden Füße sein können! Und dein geschultes Auge wird vieles erkennen …

Ich habe dieses Buch einerseits für den interessierten Laien geschrieben – mit dem Wunsch, dass dieser seinen Füßen mehr Aufmerksamkeit und Liebe schenkt. Es finden sich auf diesen Seiten mehr als genug Beispiele und Hinweise, was man alles für die eigenen Füße tun kann (vgl. Kapitel 12 / Streicheleinheiten für die Füße, S. 165ff). Das macht nicht nur Spaß, sondern fördert auch die Gesundheit und das eigene Wohlbefinden!

Mit diesem Buch wende ich mich aber auch an Fachleute, zum Beispiel an diejenigen, die mit Fußreflexzonenmassage arbeiten oder anderweitig therapeutisch tätig sind. Gerne gebe ich mein Wissen weiter und freue mich, wenn Erkenntnisse aus meiner langjährigen Arbeit dem einen oder anderen Patienten zugute kommen. Mithilfe dieses Buches ist es möglich, den körperlichen und seelischen Zustand der Hilfesuchenden besser einschätzen zu können.

Ist dir schon einmal aufgefallen, welch ähnliche Begriffe die englische Sprache für Seele und Fußsohle hat? Seele heißt *soul*, Fußsohle *sole* – und beides wird gleich ausgesprochen! Das kann kein Zufall sein. Vielleicht wusste man ja früher schon, dass sich das Seelenleben in den Füßen spiegelt…

Ich wünsche allen Lesern dieses Buches, dass sie mit den Füßen fest auf der Erde stehen und beschwingt und voller Zuversicht durch das Leben gehen. Als Symbol dafür gebe ich ein japanisches Schriftzeichen mit auf den Weg. Es sieht aus wie ein Männlein, das sehr zielstrebig nach vorne marschiert und dennoch nicht den Boden unter den Füßen verliert. Im Japanischen heißt es *Ashi* und steht für die Füße. Ein Hinweis darauf, wie wichtig die Füße als Gehwerkzeuge für den Menschen sind.

Mit guten und lieben Wünschen

Shanti C. Wetzel

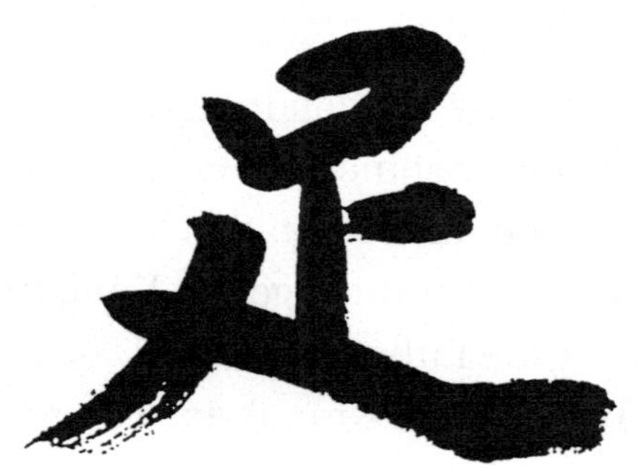

Japanische Kalligraphie:
ASHI bedeutet ›die Füße‹.

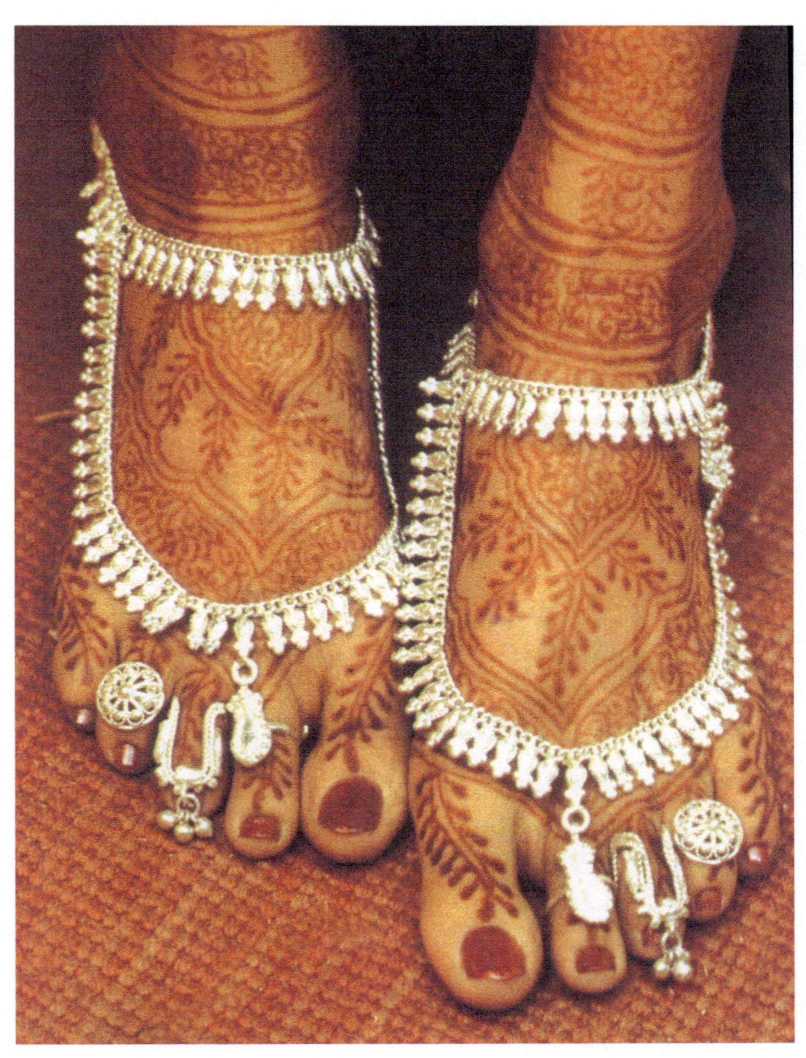

Hennagefärbte Füße einer indischen Braut
(Foto: Stefan Richter, 1996)

Literaturverzeichnis

Dalke, Rüdiger und Rita Fasel: Die Spuren der Seele. Verlag Gräfe und Unzer, München 2016

Gadd, Ann: Fuß-Diagnostik. Füße als Spiegel der Seele. Schirner Verlag, Darmstadt 2009

Grinberg, Avi: Fuß-Diagnose. Goldmann Verlag, München 1996

Hay, Louise: Heile deinen Körper. Seelisch-gestige Gründe für körperliche Krankheit. Lüchow Verlag, Bielefeld 2013

Ingham, Eunice. D.: Geschichten, die die Füße erzählen. Drei-Eichen-Verlag, Hammelburg 1996

Kinz, Wieland: Kinderfüße – Kinderschuhe. Alles Wissenswerte rund um kleine Füße und Schuhe. Kinz Verlag, Salzburg 2000

Kunz, Barbara und Kevin: Durch die Füße heilen. Verlag Ehrenwirth, Bergisch-Gladbach 1984

Marquardt, Hanne: Praktisches Lehrbuch der Reflexzonentherapie am Fuß. Hippokrates Verlag, Stuttgart 1996

Marquardt, Hanne: Reflezonen der Füße, große Tafel. Hippokrates Verlag, Stuttgart 1996

O'Keeffe, Linda: Schuhe – Eine Hommage an Sandalen, Slipper & Co. Könemann Verlagsgesellschaft, Köln 1997

Porkert, Manfred und Carl-Hermann Hempen: Systemische Akupunktur. Urban & Fischer, München 1997

Ruck, Hellmut: Das Buch der Fußpflege. Verlag Hellmut Ruck, Schömberg 1990

Seem, Mark und Joan Kaplan: Geist-Körper-Heilung. Heyne Verlag, München 1994

Somogyi, Imre: Die Sprache der Zehen. Bd. 1-3. Verlag Neuer Merkur, München 2009

Stark, Carsten: Füße gut, alles gut. Südwest Verlag, München 2014

Steiner, Ingeborg: So spricht die Seele durch die Füße. Haag + Herchen, Frankfurt am Main 2009

Tepperwein, Kurt: Die Botschaft deines Körpers. Die Sprache der Organe. mvg Verlag, München 2000

Tepperwein, Kurt: Was dir deine Krankheit sagen will. mvg Verlag, München 2002

Teschler, Wilfried: Das Polarity Fußbuch. Windpferd Verlag, Aitrang 1985

Thich Nhat-Han: Geh-Meditation. Arkana Goldmann Verlag, München 2008

Leider ist es uns nicht in allen Fällen gelungen, die Rechteinhaber der Abbildungen in diesem Buch zu ermitteln. Wir bitten gegebenenfalls um Kontaktaufnahme.

Register

Danksagung

Es ist mir ein Herzensbedürfnis, am Ende dieses Buches den nachfolgenden Personen zu danken:

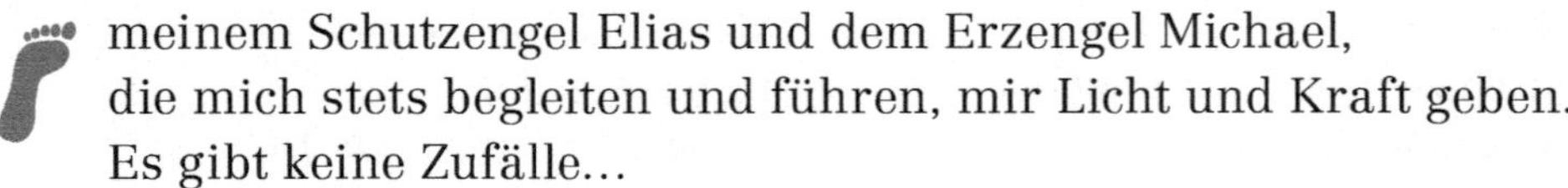

- meinem Schutzengel Elias und dem Erzengel Michael, die mich stets begleiten und führen, mir Licht und Kraft geben. Es gibt keine Zufälle…
- Gaby Fricker, meiner früheren langjährigen Assistentin, für all die wunderbaren Seminare und Ausbildungen.
- all den zahlreichen Schülerinnen und Patienten, die mich motiviert haben und deren Füße ich fotografieren durfte.
- dem Verlag Haag + Herchen und seiner Verlegerin Dörthe Emig-Herchen, die bei zahlreichen Telefongesprächen geduldig und einfühlsam auf meine Vorstellungen einging. Es ist für mich wie ein Wunder, dass dieses Buch nun nach 20 Jahren in überarbeiteter Form wieder vorliegt.
- der Grafikerin Maria Reichenauer, die meine Vorschläge äußerst kreativ umsetzte.

und nicht zuletzt dir, liebe Leserin / lieber Leser – dafür, dass du dieses Buch liest und mit ihm arbeitest, eventuell dann das erworbene Wissen weitergibst und anderen damit hilfst. Dadurch darf ich dich ein Stück auf deinem Lebensweg begleiten und hoffe, dass du deinen eigenen Seelenweg gehen darfst.

Ich wünsche dir und deinen Füßen alles Liebe und Gute!

Zürich, im August 2023

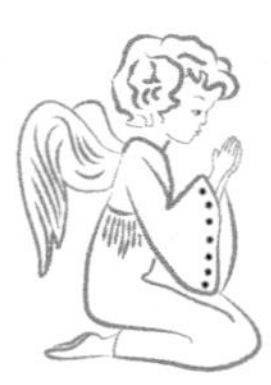

Shanti C. Wetzel

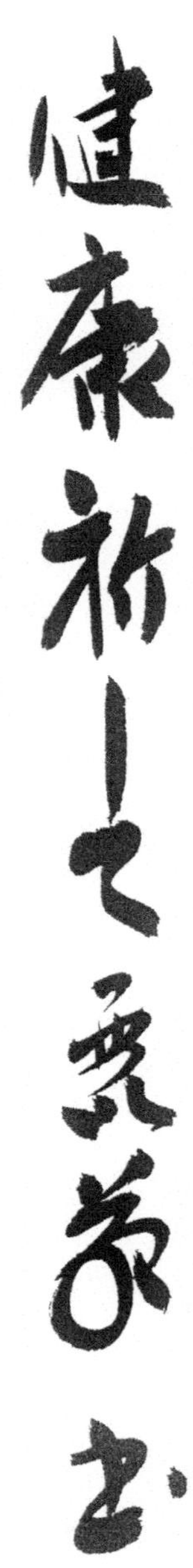

Alles Gute
auf deinem Wege

Japanische Kalligraphie

Zeige mir deine Füße und ich sage dir, wer du bist!

Deine Füße in einem Feet-Reading genau anzuschauen lohnt sich.

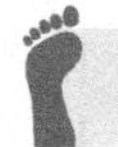

Shanti C. Wetzel erkennt und liest aus deinen Füßen:

- Wo deine Stärken, Anlagen und Potentiale sind, auch beruflich.
- Was mehr gelebt, gefördert oder losgelassen werden sollte.
- Wo deine Blockaden, Schwächen und Probleme sind (geistig oder körperlich).
- Sie gibt dir Hinweise, wie man diese stärken, verändern und heilen kann.
- Sie sieht, ob du deinen eigenen Seelenweg gehst (Selbstentfaltung).

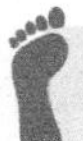

Feet-Reading ist ebenso hilfreich:

- bei Veränderungen und Entscheidungen, beruflich und privat
- zum besseren Verständnis des Partners und von Kindern

Shanti C. Wetzel begleitet dich mit:

- Fußübungen, die speziell für deine Füße wohltuend und wichtig sind
- Fußreflexzonenmassage (Hanne Marquardt), seit 1986
- Harmonisierungsübungen für die blockierten Chakren
- Lebensberatung (Kurt Tepperwein), seit 1996
- Stärkende Affirmationen (Louise L. Hay)

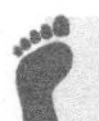

Shanti C. Wetzel betrachtet und deutet folgende Punkte an deinen Füßen, die alle eine Bedeutung auf der seelisch-geistigen und körperlichen Ebene haben:

- den allgemeinen und den energetischen Eindruck
- Auffälligkeiten an der Haut
- die einzelnen Zehen
- Fußsohle (plantar) und Fußrücken (dorsal)
- den Stand
- den Gang

LESERSERVICE

Liebe Leserin, lieber Leser,

danke, dass du mein Buch gelesen hast. Wenn du weitere Informationen zu meiner Tätigkeit wünschst, kontaktiere mich gerne:

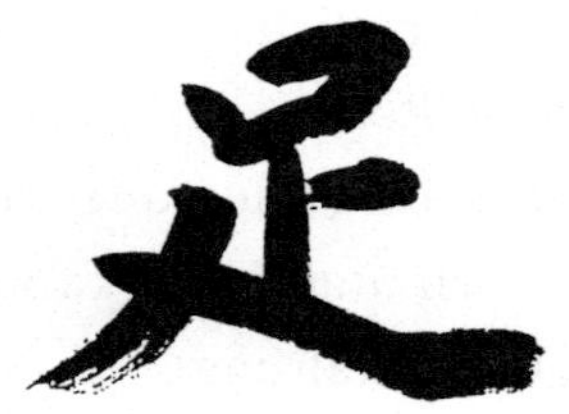

Ashi-Praxis / Ashi-Schule
Shanti C. Wetzel
Rütihofstraße 23
CH – 8049 Zürich
Tel.: 0041 / 44 / 341 61 52
E-Mail: wetzel@feet-reading.ch
Internet: www.feet-reading.ch

Bitte ankreuzen und an Ashi-Praxis senden:

❍ Ich schicke ein Fußfoto und möchte eine telefonische Beratung.

❍ Ich möchte einen persönlichen Termin vereinbaren (Feet-Reading, Fußreflexzonentherapie, Fußprobleme, Fußübungen, Chakra-Healing, Shiatsu oder Lebensberatung nach Kurt Tepperwein)

❍ Ausbildung: Feet-Reading mit Prüfung und Diplom oder Teilnahme an einem Seminar (www.feet-reading.ch)

❍ Ausbildung: Fußreflexzonenmassage mit Prüfung und Diplom

❍ Ja, ich möchte das Buch *Feet-Reading: Was Zehen über Persönlichkeit und Gesundheit verraten. Die Zehen und die Chakren* bestellen.

Anzahl ....

....	....
Name	Vorname
Straße	PLZ, Ort
Telefon / Handy	E-Mail
Datum	Unterschrift